Knaur.

Weitere Bücher von Annette Sabersky und Jörg Zittlau
im Knaur Taschenbuch Verlag:
Annette Sabersky/Jörg Zittlau: *Die großen Ernährungslügen.*
Essen mit Nebenwirkungen
Annette Sabersky/Hans-Ulrich Grimm:
Die Wahrheit über Käpt'n Iglo und die Fruchtzwerge.
Was die Industrie unseren Kindern auftischt

Über die Autoren:
Annette Sabersky ist Ernährungswissenschaftlerin und Journalistin. Als Redakteurin war sie fünf Jahre beim Magazin Öko-Test, heute arbeitet sie als freie Autorin mit den Spezialgebieten Umwelt, Gesundheit und Ernährung. Annette Sabersky lebt mit ihren zwei Kindern in Hamburg.

Dr. Jörg Zittlau ist Soziologe und Sportmediziner und als langjähriger Hochschullehrer ein Kenner der Wissenschaftsszene. Er arbeitet als freier Journalist mit den Schwerpunkten Ernährung und alternative Heilverfahren. Jörg Zittlau lebt mit seiner Familie in Bremen.

Annette Sabersky
Jörg Zittlau

VERSTECKTE DICKMACHER

Wie die Nahrungsmittelindustrie
uns süchtig macht

KNAUR TASCHENBUCH VERLAG

Besuchen Sie uns im Internet:
www.knaur.de

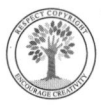

Vollständige Taschenbuchausgabe April 2009
Knaur Taschenbuch.
Ein Unternehmen der Droemerschen Verlagsanstalt
Th. Knaur Nachf. GmbH & Co. KG, München
Alle Rechte vorbehalten. Das Werk darf – auch teilweise –
nur mit Genehmigung des Verlages wiedergegeben werden.
Redaktion: Christina Schneider
Umschlaggestaltung: ZERO Werbeagentur, München
Umschlagabbildung: FinePic, München
Satz: Adobe InDesign im Verlag
Druck und Bindung: CPI – Clausen & Bosse, Leck
Printed in Germany
ISBN 978-3-426-78119-7

2   4   5   3   1

INHALT

EINLEITUNG

Dicksein beginnt im Kopf

Das menschliche Hirn ist maßlos und gierig. Nicht umsonst bezeichnen Anthropologen es gerne als »neuronalen Parasiten«, der sich im Laufe unserer Evolution unter der Schädeldecke breitgemacht hat. Mit knapp 1400 Gramm macht er zwar nicht mehr als 2 Prozent des Gesamtkörpers aus, doch sein milliardenstarkes Heer an Nervenzellen produziert fortwährend Gedanken, Wahrnehmungen, Emotionen und elektronische Signale – und das funktioniert nur unter Zufuhr von Energie – von sehr viel Energie! Das Hirn beansprucht 20 Prozent der Blutzufuhr und 50 Prozent des Blutzuckers – das sind täglich 200 Gramm. Und das ständig, ohne Pause! Denn der »neuronale Parasit« ist zwar klug, doch er hat nur sehr begrenzte Speicherkapazitäten für Energie. Eine Batterie hat die Evolution in seinem Bauplan nicht vorgesehen.

Dementsprechend ist das Gehirn penibel darauf bedacht, seinen Energiezustrom nicht versiegen zu lassen. Das bereitet ihm allerdings auch keine sonderlichen Probleme, denn als zentrales Steuerorgan unseres Körpers hat es die Hoheit über sämtliche Stoffwechselvorgänge, und dieses Regime wird ohne Rücksicht auf andere Organe durchgesetzt. So müssen sich auch die insulinproduzierenden Zellen der Bauchspeicheldrüse dem Hirn-Diktat beugen. Benötigt der Tyrann unter der Schädeldecke mehr Energie, wird die Insulinproduktion gedrosselt – mit der Folge, dass die Muskelzellen keinen Zucker mehr aus dem Blut ziehen können und ihn in Richtung Kopf passieren lassen müssen. Fühlt sich freilich das Hirn trotzdem noch unterversorgt – und das ist ziemlich häufig der Fall –, löst es Hungersignale aus: Wir suchen nach Nahrung, gehen also zum Kühlschrank oder in die Imbissbude – und essen. Und das, obwohl nur unser Gehirn Energien braucht, während der Rest des Körpers möglicherweise gut versorgt ist und auch die Fettdepots gut gefüllt sind. Aber all das ist dem Hirn egal. Denn die restlichen Organe sind ihm gleichgültig, und das Abrufen der Energien aus den Fettdepots dauert ihm viel zu lange.

Das Gehirn ist also in seinem Verlangen nach Energie alles andere als zimperlich. Es denkt nur an sich und nicht an andere. »Selfish brain«, das »selbstsüchtige Hirn«, nennt es daher der Lübecker Mediziner Achim Peters. Seiner Ansicht nach ist es der Hauptschuldige für die großen Zivilisationskrankheiten unserer Zeit, Übergewicht und Diabetes: »Anstrengungen zur Vermeidung und Behandlung dieser Volkserkrankungen können nur dann erfolgreich sein, wenn die überragende Bedeutung des Gehirns künftig berücksichtigt wird.«

Die Selfish-Brain-Theorie erklärt nicht alles, aber doch sehr viel von dem, was den Menschen der Wohlstandsgesellschaften immer dicker werden lässt. Allein in Deutschland sollen nach Studien des Robert Koch-Instituts etwa 1,9 Millionen Kinder übergewichtig oder fettsüchtig sein, insgesamt sind hierzulande 51 Prozent der Frauen und sogar 66 Prozent der Männer zu dick. Sie sind es, weil sie in einer Welt des Überflusses leben, in der es praktisch an allen Ecken irgendetwas zu essen oder zu trinken gibt. Sie sind es aber auch, weil ihr raffgieriges Gehirn nicht genug kriegen kann – und weil die Lebensmittelindustrie diesen Umstand weidlich für ihre Zwecke ausnutzt. Dort hat man begriffen, dass wir in Bezug auf Essen und Trinken besonders anfällig für Manipulationen sind. Denn das Gehirn steuert nicht nur all unsere Wahrnehmungen, Wünsche, Träume und Triebe, es reagiert, weil es sich selbst fortwährend mit Energie versorgen will, auch äußerst sensibel auf Reize, die aus der Welt des Essens und Trinkens stammen. Keine andere Gruppe von Reizen vermag eine ähnliche Wirksamkeit zu erzielen, selbst die sexuellen Stimuli nicht, die allenfalls vorübergehend das Gehirn vernebeln können – und bei Kindern, der Hauptzielgruppe der Lebensmittelindustrie, ohnehin keine Chance haben.

Das selbstsüchtige Hirn ist der Hauptgrund für den Untertitel dieses Buchs: »Wie die Nahrungsmittelindustrie uns *süchtig* macht.« Mag sein, dass er einigen Soziologen, Medizinern und Psychologen zu weit geht. Doch Suchtexperten ist es bis heute nicht gelungen, eine unstrittige Definition ihres Studienobjekts vorzulegen. Vermutlich geht das auch gar nicht. Erstens sind die Grenzen von der leichten zur schweren Abhängigkeit zu fließend, und zweitens gibt es praktisch nichts mehr, was den Menschen nicht süchtig machen könnte – vom Heroin über den Computer bis zum Sex. Warum sollte also Essen nicht süchtig machen? Wenn wir sehen, wie eine vierköpfige Familie bei McDonald's binnen sechs Minuten 4000 Kilokalorien herunterschlingt, sieht man durchaus Parallelen zum Alkoholiker, der sich die Flasche Schnaps hinunterstürzt. Und wenn die tief frustrierte Sekretärin nach der Arbeit zu ihrem Kühlschrank hetzt, um sich dort ausgiebig Schoko- oder Pudding-Trost zu holen, erinnert sie durchaus an den Internet-Junkie, der die Realität nicht mehr ertragen kann und so jedes Mal mit fahrigen Händen seinen Computer hochfährt, wenn er nach Hause kommt.

Hinzu kommt, dass die Lebensmittelindustrie alles tut, um

unsere Abhängigkeit von ihren Produkten zu verstärken. Sie investiert Milliardenbeträge in Werbung und PR-Maßnahmen, versetzt ihre Waren mit Süchtigmachern und Appetitanregern wie Zucker, Fetten, Koffein, Aromastoffen und Geschmacksverstärkern, und sie versucht, schon Babys und Kleinkinder auf diese Substanzen einzuschwören. Selbst in den Verpackungen der Lebensmittel finden sich noch sogenannte Weichmacher, die nicht nur Kunststoffhüllen, sondern auch die Widerstandskraft des Kunden gegenüber kalorienreichen Verlockungen aufweichen. Wobei der tatsächliche Kaloriengehalt der Nahrungsmittel von Herstellerseite permanent verschleiert wird, und Bemühungen, ihn – beispielsweise durch die »Lebensmittelampel« – transparenter zu machen, torpediert werden. Stattdessen lassen die Anbieter auf ihren Verpackungen die Portionen einfach eine Nummer kleiner ausfallen als dass, was man tatsächlich isst. Das senkt zwar theoretisch die Kalorienzufuhr, erhöht sie aber ganz praktisch, weil eine Mäuseportion nicht reicht, um satt zu werden, und man noch eine zweite hinterherschiebt. Gerne werden auch Kalorienbomben als Wellness-Produkte oder sogenannte funktionelle Lebensmittel (»Functional Food«) verkauft, die so präsentiert werden, als seien sie in Sachen Nährstoffe maßgeschneidert, nur weil sie mit ein paar Vitaminen, Mineralien, Milchsäurebakterien oder anderen positiv beleumdeten Zusätzen aufgepeppt wurden.

Zur »Informationspolitik« der Lebensmittelindustrie gehört aber nicht nur das Verschleiern, sondern auch das Anheuern von Gefälligkeitsgutachtern. Immer wieder werden Studien veröffentlicht, die allzu eindeutig die Interessen der Branche vertreten. Da werden dann Süßstoffe und Glutamat als unbedenklich eingestuft oder Softdrinks als harmlose Erfrischungsgetränke propagiert. So erschien im Juni 2008 im *American Journal of Clinical Nutrition* eine Studie der University of Maryland. Studienleiterin Maureen L. Storey resümiert darin: »Meine Co-Autoren und ich haben zwölf Studien mit wissenschaftlich validierten Methoden gründlich analysiert und herausgefunden, dass es keinen Zusammenhang zwischen dem Konsum zuckergesüßter Getränke und Gewichtszunahmen bei Kindern und Jugendlichen gibt.« Bleibt festzuhalten, dass die sogenannten erwiesenen Methoden der Studie so gewählt waren, dass praktisch kein anderes Ergebnis herauskommen konnte. Und dass Studienleiterin Storey Ende 2007 von der American Beverage Association (ABA) als hochrangige wissenschaftliche Mitarbeiterin vorgestellt wurde. – Die ABA ist eine Organisation der amerikanischen Softdrink-Industrie.

Dem Verbraucher fällt es in Anbetracht solcher Manipulationsversuche und Verwicklungen natürlich schwer, sich im unübersichtlichen Lebensmittelmarkt zurechtzufinden. Sein »selbstsüchtiges« Hirn, ohnehin schon unter ständigem Versorgungsstress, wird dadurch noch weiter unter Stress gesetzt. Dies könnte gemäß der Selfish-Brain-Theorie freilich dazu führen, dass es noch mehr Hunger entwickelt, denn ein gestresstes Hirn braucht bekanntlich viel Energie. Was dann wiederum bedeutet, dass jeder vergebliche Versuch, sich mehr Klarheit im Dickicht der versteckten Dickmacher zu verschaffen, tatsächlich noch einmal das Risiko für Übergewicht erhöht. Heimtückisch, oder?

Das kann nur heißen: Stress, lass nach. Aber wie soll das gehen? Eigentlich gibt es nur zwei Lösungen. Erstens, man verzichtet auf jeglichen Versuch, sich über Ernährung schlauzumachen. Das dürfte allerdings dazu führen, dass Sie dicker werden und noch nicht einmal begreifen, warum das so ist. Besser ist unserer Meinung nach daher die zweite Lösung. Sie nehmen dieses Buch in die Hand und lesen. Denn danach werden Sie, so hoffen wir, nicht um einen weiteren vergeblichen Aufklärungsversuch reicher, sondern tatsächlich klüger sein, was die versteckten Dickmacher in unserer Nahrung betrifft. Und wer einen Wissensvorsprung hat, gerät seltener unter Stress – und das selbstsüchtige Hirn hat endlich seine Ruh.

Annette Sabersky und Jörg Zittlau

1. KAPITEL

Deutschland:
Ein Land der Dicksten und Diäten

Fast täglich sieht man sie im Fernsehen: mampfende Menschen, die sich nicht nur einen XXL-Big-King genehmigen, sondern dazu noch die XXL-Pommes und eine Riesencoke. Immer sind in Fernsehbeiträgen über Dicke auch Gruppen bewegungsunfähiger Gestalten zu sehen, die sich mühsam eine Einkaufsstraße entlangschieben, weil die Fettmasse so auf die Knochen drückt, daß sie schon nicht mehr richtig gehen können.

Dicke Kinder und fette Erwachsene sind allgegenwärtig und wohl ein echtes Problem. Oder? Die Antwort lautet: Ja, und doch auch wieder nicht. Inzwischen ist nämlich ein Streit darüber entbrannt, ob die Deutschen tatsächlich immer dicker werden, ja, ob sie gar die Dicksten in Europa sind. Nach einer im Januar 2008 veröffentlichten Studie leiden 51 Prozent der Frauen und 66 Prozent der Männer an Übergewicht. Jeder Fünfte ist sogar fettsüchtig, also viel zu dick. Für die sogenannte Nationale Verzehrsstudie hatte das Max-Rubner-Institut im Auftrag der Bundesregierung in den Jahren 2005 bis 2007 mehr als 20 000 Frauen und Männer zwischen 14 und 80 Jahren in seitenlangen Fragebögen zu ihrem Essverhalten befragt. Eine Studie des Berliner Robert Koch-Instituts im Rahmen des *Kinder- und Jugendgesundheitssurveys* (KiGGS) hatte zudem ergeben, dass 1,9 Millionen Kinder und Jugendliche zu viele Kilos mit sich herumtragen. Rund 800 000 davon galten sogar als adipös.

Deutsche am dicksten – oder doch nicht?

Die Situation scheint also eindeutig, die Deutschen sind zu dick. Vor allem im internationalen Vergleich scheinen sie schlecht dazustehen. »Deutsche sind die dicksten Europäer«, titelte die *Süddeutsche Zeitung* vor einiger Zeit. »Deutsche haben in Moppel-Liga den Bauch vorn«, behauptete der *Spiegel*. Grund für diese Schlagzeilen war eine im April 2007 veröffentlichte internationale Zusammenstellung von Übergewichtsdaten der International Association for the Study of Obesity (IASO) der Internationalen Gesellschaft für das Studium von Übergewicht. Sie hatte das Gewicht der Europäer unter die Lupe genommen und festgestellt: Die Deutschen sind die Dicksten in Europa. Ebenfalls weit oben in der »Moppel-Liga«, so der *Spiegel*, standen die Slowakei, Tschechien, Slowenien, Irland und Malta. Zu den schlanken Nationen zählen hingegen Frankreich, Polen und Italien.

Nun waren einige Kritiker mit den IASO-Daten gar nicht einverstanden. Dazu zählen die Gesundheitsforscher Uwe Helmert und Friedrich Schorb vom Zentrum für Sozialpolitik der Universität Bremen sowie das Berliner Robert Koch-Institut, das hierzulande die Leibesfülle von Frauen, Männern und Kin -dern im Auftrag der Bundesregierung erfasst und auswertet. »Das entscheidende Manko besteht darin, dass hier Daten nebeneinandergestellt werden, die teilweise auf objektiven Messungen von Körpergewicht und Körpergröße beruhen, teilweise aber auch aus Befragungen stammen«, kritisieren die Soziologen im *Gesundheitsmonitor*. Studien zum Körpergewicht, die auf Befragungen beruhen, würden zu einer systematischen Unterschätzung des tatsächlichen eigenen Gewichts führen, stellen sie klar. Wer also gefragt wird, was er wiegt, lässt gerne ein paar Kilos unter den Tisch fallen. Hingegen werde die Körpergröße meist systematisch nach oben korrigiert. Da der Body-Mass-Index oder Körpermasse-Index, kurz BMI, aber ein Ergebnis von Körpergröße und Gewicht ist, kann das Ergebnis massiv verzerrt werden. Auch seien die bewerteten Altersgruppen nicht einheitlich. So hatten die Mitarbeiter der IASO für die deutsche Studie nur Daten von Fünfundzwanzig- bis Neunundsechzigjährigen in die Untersuchung einfließen lassen, die tatsächlich oftmals sehr dick sind. Die Werte von jüngeren Menschen über 18 bis unter 25 Jahren waren nicht berücksichtigt worden. Genau diese aber haben seltener Probleme mit dem Dicksein. »Hier wurden deutsche Äpfel mit französischen Birnen und griechischen Aprikosen verglichen«, urteilen Uwe Helmert und Friedrich Schorb. Aufgrund der unterschiedlichen Grundlagen seien die IASO-Daten für seriöse internationale Vergleiche unbrauchbar.

Zieht man eine andere Datengrundlage heran, sieht das Ergebnis ganz anders aus. Ein Gewichtsvergleich in 24 OECD-Ländern, der auch jüngere Menschen ab 15 Jahren berücksichtigt, kommt zu dem Ergebnis: Die Deutschen belegen im internationalen Gewichtsranking Platz fünf (Männer) beziehungsweise Rang sechs (Frauen) – nach den Iren, Ungarn, Kanadiern und Tschechen beziehungsweise Belgiern.

Die Deutschen haben in der Moppelliga also nicht den Bauch vorn. Dennoch muss nichts beschönigt werden; es ist eine Tatsache, dass die Menschen immer dicker werden. Aber nicht alle und auch nicht im selben Maß. Der Wahrheit näher kommt erst, wer die Daten genau betrachtet. Danach ist die Zahl derjenigen, die in die Kategorie Übergewicht fallen, die also nur ein bisschen zu dick sind, in den vergangenen 20 Jahren in etwa *gleich* geblieben. Dagegen hat aber die Gruppe der sehr dicken Personen stark zugelegt. Der relative Gewichtsanstieg adipöser Männer betrug in den Jahren 2003 bis 2006 gut 17 Prozent und derjenige der fettsüchtigen Männer sogar 21 Prozent. Bei den Frauen sah es noch gewichtiger aus: 22 Prozent für die dicken versus 32 Prozent für die sehr dicken Frauen, so die Daten des *Gesundheitsmonitors*, der von der Bertelsmann Stiftung regelmäßig veröffentlicht wird.

Ungeachtet der uneinheitlichen Daten und Bestimmungsmethoden für Übergewicht wird derzeit auf allen Ebenen, wenn auch nicht immer auf sonderlich charmante Art und Weise, darüber diskutiert, wie den dicken Menschen beizukommen wäre. In Neuseeland zum Beispiel: Als erstes Land der Welt untersagt Neuseeland seit Ende 2007 die Einwanderung von übergewichtigen Menschen. Oder in Mississippi: Hier wird über ein Gesetz beraten, das gewichtigen Personen den Zutritt zu Restaurants verwehrt. In Schottland verkündete die Feuerwehr unlängst sogar, sie sei es leid, dicken Leuten zu helfen, etwa wenn sie es nicht mehr aus dem Sessel oder aus dem Bett schaffen. Und zur Rettung des Sozialstaats sollen Familien in England zukünftig von Mitarbeitern des Gesundheitsdienstes aufgesucht werden, so die *Süddeutsche Zeitung*, wenn sie Ernährungsgewohnheiten praktizieren, die von der offiziellen Linie abweichen – die da heißt: viel Gemüse, viel Obst.

Zwar ist Dicksein allerorten ein Thema, die Betroffenen allerdings sehen das anders. Die Mehrheit findet sich nämlich gar nicht zu dick; 65 Prozent der Deutschen sind gewichtsmäßig ganz zufrieden. Obwohl sie als übergewichtig gelten, finden sie ihren Körper okay, wie er ist. Das ergab eine Studie des Marktforschungsinstituts Ipsos im Auftrag der Allianz-Versicherung vom Juni 2007.

Zu dick fühlen sich nur die übrigen Frauen und Männer. Sie sind es wohl auch, die mit den unterschiedlichsten Methoden schon einmal versucht haben, abzunehmen. 29 Prozent der Diätwilligen gehen nach dem Prinzip »FdH« vor, also »Friss die Hälfte«, andere versuchen, seltener zu essen. Eine richtige Diät jedoch haben, der Allianz-Studie zufolge, gerade einmal 7 Prozent gemacht.

Diäten sind zum Scheitern verurteilt

Nur die wenigsten setzen also auf das, was die Medien Woche für Woche in bunten Magazinen und Fernsehbeiträgen präsentieren. Ob Erdbeer-Diät oder Eierkur, Glyx-Diät, »Schlank im Schlaf« oder Atkins-Diät – die Möglichkeiten sind vielfältig, doch sie werden nur begrenzt genutzt, und das ist gut so. »Der herkömmliche Diätansatz ist gescheitert«, sagt der Lübecker Psychologe Ulrich Schweiger (siehe Seite 213). Es gebe keine einzige Studie, die zeige, dass man durch Diäten die Gesundheit verbessern oder langfristig das Gewicht reduzieren könne. Dennoch pochen Gesundheitsministerin Ulla Schmidt und auch die im Herbst 2008 zur Landwirtschafts- und Verbraucherministerin ernannte Ilse Aigner nur auf eins: Das Gewicht muss runter.

Dicke belasten die Kassen über Gebühr, sagen die Gesundheitsverantwortlichen und schmieden regelmäßig Kampagnen wie etwa die Initiative »Fit statt fett«. Damit soll das Übergewicht von Kindern bis zum Jahr 2020 gestoppt, und die Kilos der übergewichtigen Erwachsenen sollen verringert werden. Allerdings wurde der Titel »Fit statt fett« schnell wieder eingestampft und im Herbst 2008 in die Initiative »In Form – für gesunde Ernährung und mehr Bewegung« umgetauft. Unter anderem deshalb, weil die Übergewichtigen-Initiative www.das-dicke-forum.de dagegen protestiert hatte. Zu Recht kritisierte sie in einem Schreiben an die Gesundheitsministerin den »unseriösen, völlig polarisierenden und diskriminierenden Titel« der Aktion. Durch die Polarisierung »fit« und »fett« würde suggeriert, dass nur schlanke Menschen sportlich und gesund seien, sagt Dagmar Fulle, eine der Initiatorinnen.

Regierung jongliert mit falschen Zahlen

Trotzdem wurde nicht gleich die ganze Aktion eingestampft. Der Grund dafür ist, dass sich die Kosten für die Behandlung von Krankheiten, die durch Fehlernährung und Übergewicht *mit*bedingt sind, hierzulande auf 66 Milliarden Euro belaufen. Das sind von den 220 Milliarden Euro Gesamtausgaben im Gesundheitssektor immerhin 30 Prozent, also tatsächlich ein ganz schöner Batzen. Doch die Zahlen, mit denen jongliert wird, seien fragwürdig, urteilt der Gesundheitsexperte Uwe Helmert aus Bremen in dem Buch *Kreuzzug gegen Fette*. Es handle sich um eine maßlose Überschätzung beziehungsweise zumindest um eine verwirrende Information. Denn was »*mit*bedingt« überhaupt heißt, sei nicht nachvollziehbar. Es gäbe zudem keinen Konsens darüber, welche Erkrankungen genau durch Adipositas und Übergewicht verursacht werden. Ein hoher Cholesterinspiegel kann, muss aber nicht mit Übergewicht einhergehen. Helmert hält deshalb eine Schätzung des Berliner Robert Koch-Instituts für realistischer. Dieser zufolge werden für direkte und indirekte Krankheitskosten aufgrund von Übergewicht nur zwischen 3,1 und 5,5 Prozent der Gesamtkosten im Gesundheitswesen aufgewendet.

Helmert rechnet noch weiter: Würden alle Menschen, die an Übergewicht leiden, so behandelt werden, wie es die Deutsche Adipositas-Gesellschaft empfiehlt, nämlich mit einer Mischung aus gesunder Ernährung, Bewegungs- und Verhaltenstherapie, kämen auf die Bundesregierung zusätzliche Kosten von insgesamt 6 Milliarden Euro zu. Dabei geht er davon aus, dass für jeden der 30 Millionen dicken Menschen rund 200 Euro aufgewendet werden, um das Übergewicht zu behandeln.

Für den Fall, dass es mit dem Abnehmen nicht klappt und das Gewicht innerhalb von sechs Monaten nicht um 5 Prozent vermindert werden kann, empfiehlt die Deutsche Adipositas-Gesellschaft die Einnahme von Medikamenten, die das Abnehmen erleichtern. Doch die kosten richtig Geld. Noch müssen die Abnehmwilligen diese Kosten zwar aus eigener Tasche bezahlen, so dass der Betrag die Kassen nicht belasten würde, doch Adipositas-Ärzte wie der Münchner Mediziner Hans Hauner fordern seit langem, dass die medikamentöse Behandlung von Übergewicht eine Kassenleistung werden müsse.

Lobbygruppen verdienen an Dicken

Kritiker vermuten, dass die verschiedenen Lobbygruppen überhaupt kein Interesse daran haben, das die Nation rank und schlank wird. So erzielt allein die europäische Diätindustrie jährlich rund 100 Milliarden Euro Umsatz. Es gibt zahlreiche private Kliniken mit Fachabteilungen zur Adipositasbehandlung sowie auf das Abspecken spezialisierte Ärzte und Therapeuten, die ebenfalls kräftig am Dicksein verdienen. Die Frauenmagazine machen Auflage, wenn sie das Thema Diät auf den Titel heben. Nicht zu vergessen ist die Ernährungsindustrie, die auf der einen Seite an den zahlreichen Dickmacher-Lebensmitteln verdient, auf der anderen Seite aber Light- und Diätprodukte anbietet, damit der Speck wieder schwindet. (Was aber nicht gelingt. Siehe Seite 149).

Derzeit würden einflussreiche Lobbygruppen sogar daran arbeiten, die Grenzen des Body-Mass-Index zu verschieben, schreibt Friedrich Schorb in *Kreuzzug gegen Fette*. Im Moment liegt die Grenze, ab der man von Übergewicht spricht, bei einem Body-Mass-Index von 25. Würde er auf z. B. 23 gesenkt, würde es sofort noch mehr Menschen geben, die als zu dick gelten – und das ist kein Geunke eines kritischen Wissenschaftlers. So eine Korrektur habe es ganz real schon einmal gegeben, berichtet Schorb. Das war 1998. Damals übernahmen die staatlichen National Institutes of Health in den USA den Grenzwert der WHO von BMI 25 als Grenze für Übergewicht. Vorher hatte der US-Wert für Frauen allerdings noch bei BMI 27,3 gelegen und für Männer bei BMI 27,8. »Über Nacht wurden mehr als 35 Millionen zuvor gesunde US-Amerikaner zu Risikoträgern«, sprich Übergewichtigen, kritisiert der Bremer Sozialwissenschaftler.

Übergewicht ist sozial ansteckend

Nicht nur die Frage, wer eigentlich zu dick ist, kann noch nicht so recht beantwortet werden. Auch mit den Ursachen fürs Dicksein ist das so eine Sache. Zwar machen fast täglich neue Theorien und Studien die Runde, die *die* Ursache von Übergewicht und Fettleibigkeit gefunden haben wollen, doch entpuppen sie sich bei genauerem Hingucken bestenfalls als Puzzlesteinchen eines Spiels mit mindestens 1000 Teilen. Die Liste der vermeintlichen Ursachen reicht von mangelndem Willen, bei Schokolade und Steak »nein« zu sagen, über genetische Faktoren (gute und schlechte Futterverwerter, familiäre Belastung), Bewegungsmangel, ungesunde Ernährung, schwere Knochen bis hin zu Östrogenen, also Hormonen, die beim einen die Kilos klettern lassen, beim anderen nicht.

Eine neuere Erkenntnis lautet sogar: Dicke Freunde machen dick. Der Einfluss des Freundeskreises wiege vermutlich sogar schwerer als die Gene oder das Elternhaus, meinen zwei US-Forscher von den Universitäten Harvard und San Diego. »Ein übergewichtiger Mensch kann viele andere beeinflussen«, schreibt Nicolas Christakis im *New England Journal of Medicine*. Er hatte einen über 32 Jahre reichenden Datenschatz von mehr als 12 000 Menschen analysiert und war zu dem Schluss gekommen: Übergewicht ist »sozial ansteckend«. Wenn jemand dick wird, so seine Erklärung, ändere sich wahrscheinlich in der näheren Umgebung die Einschätzung, was als normaler Körperumfang gilt. Das Umfeld denke dann, es sei okay, dick zu sein, passe sich an, und diese Wahrnehmung breite sich – in Form überzähliger Kilos – aus. Die Forscher rechneten sogar aus, dass die »soziale Ansteckung« mit 57 Prozent stärker zu

Buche schlage als vergleichsweise genetische Faktoren, die nur 40 Prozent beim Dicksein ausmachten.

Eine fragwürdige Sache, wie die Initiatoren von Das-dicke-Forum meinen. »In der Regel befinden sich die meisten Menschen in einem gemischten Umfeld.« Jeder Mensch ist bekanntlich von schlanken und dicken Menschen umgeben und solchen, die irgendwo dazwischenliegen. Christakis' Rechnung geht auch deshalb nicht auf, weil die Dünnen einer Gruppe dann ebenso die Dicken »anstecken« könnten, diese abnähmen und somit alle nur noch rank und schlank wären – was die US-Forscher tatsächlich für möglich halten. Sie schreiben: »Wenn wir einem Menschen helfen, Gewicht zu verlieren, dann helfen wir vielen.« Schön wär's. Die Vorstellung, eine Diät würde sich wie ein Lauffeuer verbreiten und alle hätten schließlich Idealgewicht … wirklich super. Nur leider funktioniert's nicht (siehe Seite 213).

Die Perspektive für Übergewicht müsse viel weiter reichen, als nur zu erkennen, »wir essen zu viel und bewegen uns zu wenig«, stellt die Ernährungswissenschaftlerin Ilona Bürgel in der *Sächsischen Zeitung* klar. Lebensstilaspekte wie Regelmäßigkeit der Mahlzeiten, Aufenthalt im Freien, Schlafdauer und vor allem mentale, seelische und biographische Aspekte wie Ärger, körperliches Selbstbild oder Erwartungen müssten in die Diskussion einfließen. Vermutlich ist Stress sogar *der* Dickmacher unserer Tage, vermutet Bürgel. Selbst das Geburtsgewicht und die Nahrung der Mutter scheinen eine Rolle für das spätere Gewicht zu spielen.

Die Kinderstube entscheidet

Tatsächlich richten Fachleute den Blick immer stärker auf die Kinderstube und vermuten hier die Wurzel für das spätere Gewicht. Ein Drittel der Frauen im gebärfähigen Alter sind zu dick. »Übergewicht ist ein zentraler Faktor für die Entstehung von Schwangerschaftsdiabetes, der, wenn er nicht erkannt und behandelt wird, mit einer regelrechten ›Glukosemast‹ des Ungeborenen einhergeht«, warnte Andreas Plagemann von der Klinik für Geburtsmedizin der Charité in Berlin auf der Jahrestagung 2008 der Deutschen Diabetes-Gesellschaft. Dadurch werde die gesamte Stoffwechsel-, Appetit- und Gewichtsregulation fehlprogrammiert und schlage sich später zu B(a)uche.

Zudem ist bekannt, dass Kinder, die nicht gestillt werden, später häufiger mit den Pfunden zu kämpfen haben. Oder anders gesagt: Das Stillen mit Muttermilch fördert anscheinend die gesunde Appetit- und Sättigungsregulation. Denn ein gestilltes Baby dreht den Kopf einfach weg, wenn es satt ist und nicht mehr trinken mag. Mit der Flasche wird es meist so lange gefüttert, bis die Pulle leer ist – was unweigerlich zur Mast führt.

In der Schule geht es weiter. Hier wird der Einfluss von Firmen auf das Ernährungsverhalten der Jüngsten immer größer, denn Firmen sponsern Unterrichtsmaterialien. Der Flockenanbieter Kölln etwa bietet Infos zum Thema gesundes Frühstück an. Der Frittenanbieter McCain informiert mit einer mehrteiligen Broschüre zum Thema Kartoffeln. Frucht-Tiger-Anbieter Eckes-Granini stellt in Hamburger Schulen sogar Mathehefte mit dem Aufdruck »FruchtTiger ist der gesunde Durstlöscher mit 7 wichtigen Vitaminen und ohne Zuckerzusatz – genau das

Richtige für echte Schulhof-Entdecker« zur Verfügung. Wobei der Hinweis »gesund« ein Witz ist, denn in dem Drink stecken Süßstoffe, die auch dick machen können (siehe Seite 169).

2,28 Euro für eine Kindermahlzeit

Nicht zuletzt rückt immer stärker ins Bewusstsein, dass das Einkommen eine wichtige Rolle spielt. Mit einem geringen monatlichen Budget ist eine gesunde Ernährung kaum machbar. Es ist nun mal teurer, Vollwertprodukte, Gemüse, Obst, ein gutes Stück Käse und Fisch sowie frische Milch zu kaufen als Toastbrot, Cola und Schnitzel. Die Nationale Verzehrsstudie zeigte, was Verbraucherministerin Renate Künast schon vor Jahren sagte: dass mit sinkendem Pro-Kopf-Einkommen und geringem Bildungsgrad das Gewicht steigt. Kein Wunder. Ein Hartz-IV-Empfänger hat gerade mal 2,28 Euro am Tag für das Essen eines Schulkindes zur Verfügung. Ihm bietet sich somit kaum eine andere Möglichkeit, als bei Lidl und Co. zu billigem Brot, Preiswert-Pizza und Getränken in XXL-Flaschen zu greifen. Die wiederum sättigen kaum, bringen aber viele Kalorien, Fett und/oder Zucker mit sich. Mindestens 4,68 Euro pro Tag wären hingegen für ein gesundes Kinderessen täglich nötig, errechnete das Dortmunder Forschungsinstitut für Kinderernährung.

Zwar behaupten die Anbieter von Lebensmitteln, es gebe kein ungesundes Essen, und manche Produzenten verbannten zum Zeichen für das selbst auferlegte Verantwortungsbewusstsein dickmachende, ungesunde Nahrungsinhaltsstoffe aus den Rezepturen. Der Food-Gigant Unilever beispielsweise entsorgte nach eigenen Angaben 15 000 Tonnen dickmachende Transfettsäuren, 10 000 Tonnen gesättigte Fette und ebenso viele Tonnen Zucker. Burger King reduzierte den Anteil an Transfettsäuren in seinen Frittierfetten auf ein Minimum. Und es gibt immer mehr Lebensmittel, die »ohne Zuckerzusatz« auskommen.

Doch das ist alles Etikettenschwindel. Denn auch Lebensmittel »ohne Zucker« haben ihn in sich. Darin steckt zwar nicht unbedingt der gemeine Haushaltszucker. Stattdessen wird die leicht süß schmeckende Fruktose hineingerührt, die aber ebenfalls dick machen kann (siehe Seite 155). Zucker verbirgt sich nicht zuletzt auch hinter der Bezeichnung Traubenzucker, Glukose, Dextrose und Saccharose.

»Big brother is watching you« – Der große Bruder sieht alles

Horst Seehofer, der ehemalige Verbraucherminister, wurde nicht müde, zu sagen, dass es keine ungesunden Lebensmittel gäbe, sondern alles eine Sache der Menge sei. Was aber wirklich auf den Teller kommt, weiß niemand so genau, denn bei Befragungen wird meist geschummelt und geschönt. Eine Videoüberwachung nach dem Prinzip Lidl ist ebenfalls keine Alternative – oder funktioniert nur mit Einverständnis der Betroffenen im Rahmen von Forschungsprojekten.

René Koster von der niederländischen Universität Wageningen führt so ein Projekt durch. Er hat in der uni-eigenen Kantine zwanzig Kameras installiert, die jeden Schluck, jeden Bissen und jedes Räuspern der rund 250 Universitätsangestellten filmen, die hier Tag für Tag essen gehen. Täglich würde jeder Mensch rund 250 unbewusste Entscheidungen rund ums Essen treffen, die wiederum vom Sehen und Riechen stark beeinflusst werden. Was da genau passiert, wollen Koster und sein 20-köpfiges Team nun herausfinden. Dafür filmen die Forscher (mit dem Einverständnis der Gäste) sämtliche Essenshandlungen. Auch das Körpergewicht wird auf einer unbemerkten Waage vor der Kasse gemessen, jede Hand- und Mundbewegung erfasst und sogar die Gesichtsmimik mit Hilfe eines elektronischen Gesichtslesers ermittelt – um herauszufinden, ob das Mahl gemundet hat oder nicht.

Bei Rot geht's schneller

Koster meint, dass das Essen nicht etwa nur unter dem Motto: ›Ich esse, was gesund ist‹, vom Verstand gelenkt, sondern vor allem von der Umgebung, den Lichtverhältnissen, dem Preis, vom Gegenüber und sogar von der Geräuschkulisse beeinflusst werde. All diese Faktoren wollen er und seine Forscherkollegen erfassen und auswerten. Die niederländischen Forscher haben mit ihrem »Restaurant van de toekomst«, dem Restaurant der Zukunft, sicher viel Gutes im Sinn. Mit Hilfe des riesigen Datenschatzes können sie dazu beitragen, die Essenshandlungen der Gäste besser zu verstehen und möglicherweise auch Lösungsvorschläge erarbeiten, wie man dem Übergewicht begegnen kann.

Ob ihnen das allerdings seriös gelingen kann, ist fraglich. Denn das Projekt wird von den Konzernen Symrise und Sodexo unterstützt, die beide in der Lebensmittelbranche agieren. Während Symrise in Sachen Aromastoffe weltweit führend ist (siehe Seite 147), hat Sodexo als international tätiger Caterer die Nase bei der Belieferung von Mensen, Betriebsrestaurants und Kantinen vorn. Ein Satz Kosters stimmt vor diesem Hintergrund denn auch nachdenklich. »Wir alle wissen, wie schwer es ist, unsere Ernährungsgewohnheiten zu ändern«, sagte er dem *Spiegel*. Da sei es doch einfacher, das Essverhalten über die Umgebung zu beeinflussen. So fanden er und sein Team heraus, dass bei rötlicher Beleuchtung schneller und weniger gegessen wird, als wenn der Raum in ein zartes Licht getaucht ist. Das wiederum beruhigt und lädt zum Verweilen ein. Fragt sich nur, wie die Beeinflussung des Essverhaltens durch die Umgebung tatsächlich aussehen wird. Nämlich dann, wenn auch Symrise und Sodexo ein Wörtchen mitzureden haben.

2. KAPITEL

Wie süüüüß!
Warum unsere Psyche Kalorienbomben braucht

Wir können nicht so gut gucken wie die Adler, nicht so gut hören wie Hunde, und unser Gleichgewichtssinn ist gegenüber dem der Affen geradezu lächerlich. In der Ausbildung seiner Sinne ist der Mensch eher ein Mängelwesen. Doch eines können wir besser als viele andere Lebewesen auf diesem Globus, nämlich schmecken. Die Erklärung dafür ist trivial, aber einleuchtend: Der Mensch ist ein Allesfresser. Und als solcher wurde er eben von der Evolution mit einem besseren Geschmack ausgestattet als etwa die vegetarischen Kühe oder die fleischfressenden Katzen.

Von der Nase und Zunge in die Tiefen der Seele

Über 10 000 Geschmacksknospen sitzen auf unserem Gaumen und Zungenrücken. Zum Vergleich: Hunde kommen gerade mal auf 1700, und die in der Werbung als Feinschmecker gepriesenen Katzen haben sogar nur 500 Rezeptoren fürs Schmecken. Die menschlichen Geschmacksrezeptoren funktionieren am besten bei 22 bis 32 Grad. Was dies in der konkreten Lebensmittellandschaft bedeutet, liegt auf der Hand: Weil sich kulinarische Spitzenerlebnisse eher knapp oberhalb der Zimmertemperatur realisieren lassen, haben Speiseeis, warme Mahlzeiten sowie gekühlte Joghurts und Säfte ein Geschmacksproblem.

Sie werden traditionell daher besonders massiv mit Aromen, Geschmacksverstärkern, Zucker und anderen Hilfsstoffen aufgepeppt.

Selbst tief unten im menschlichen Bauch sitzen Sinneszellen, die schmecken können. So fanden US-Forscher im Dünndarm einen Rezeptor namens T1R3, der normalerweise auf der Zunge süße Geschmackserlebnisse vermittelt. Sein physiologischer Sinn besteht darin, den Stoffwechsel auf das bevorstehende Eintreffen von Zucker vorzubereiten. Dass er nun auch im Dünndarm gefunden wurde, zeigt nach Ansicht von Studienleiter Robert F. Margolskee von der Mount Sinai School in New York, dass der Körper den komplexen Signalen von der Zunge nicht hundertprozentig vertraut und »weiter hinten« noch eine geschmackliche Sicherheitskontrolle für den Zuckerhaushalt eingeführt hat.

Problematisch ist jedoch, dass der Rezeptor auch durch Süßstoff stimuliert wird. In der Folge kommt es zu einer vermehrten Ausschüttung von Insulin, das den Blutzuckerspiegel sinken lässt und dadurch zu Heißhunger auf Süßes führt, obwohl gar kein Zucker verabreicht wurde. »Dieser Mechanismus erklärt, warum Süßstoff nicht immer den erwünschten Effekt erzielt, sondern Übergewicht sogar fördern könnte«, so Margolskee. Irgendwann zwar wird dieser Irrtum vom Süß-Rezeptor bemerkt, so dass er Süßstoffen nicht mehr auf den Leim geht und dafür was Richtiges will: Zucker. Das Resultat bleibt freilich das gleiche: Wir spüren trotz der Süßstoffe ein heftiges Verlangen nach Süßem, und das fördert, egal wie es letzten Endes zustande kommt, das Risiko für Übergewicht.

Neben den Geschmacksrichtungen süß, salzig, sauer und bitter können wir auch »umami« (von japanisch »umai«:

fleischig und herzhaft) schmecken, was besonders proteinreiche Nahrungsmittel anzeigt und somit vom Geschmacksverstärker Glutamat bedient wird. Physiologen fanden sogar Hinweise darauf, dass wir noch einen sechsten Sinn fürs Fett besitzen. Es bestehen also keine Zweifel daran: Der Mensch ist ein Breitband-Schmecker.

Geschmack geht durch die Nase

Hinzu kommt, dass der Mensch auch seinen Geruchssinn zum Schmecken nutzt. Bis heute kennt man 8000 flüchtige und damit prinzipiell riechbare Verbindungen in Lebensmitteln, etwa drei Viertel der Geschmackseindrücke werden zudem eigentlich vom Geruch geprägt. Darüber hinaus pflegt unsere Nase engste Kontakte zu unserem Gefühlsleben. Die Signale aus den insgesamt 347 unterschiedlichen Rezeptorentypen der Riechschleimhaut passieren fast alle Stationen unseres Gehirns, die in irgendeiner Weise für Emotionen zuständig sind: vom limbischen System (dem Motor unserer Triebe) über den Hypothalamus (die Steuerzentrale unseres vegetativen, vom bewussten Willen weitgehend unabhängigen Nervensystems) bis zur Formatio reticularis, die von Neurophysiologen aufgrund ihrer Wirkung auf die Aufmerksamkeit gerne als »Hirnschrittmacher« bezeichnet wird. Dies ist der Grund, dass wir uns nicht mehr an die Möbel erinnern, die in unserer Kindheit im Wohnzimmer standen – doch wenn uns der Duft vom Schweinebraten unserer Mutter in die Nase weht, kommt gleich ein ganzer Schwall von Emotionen und Erinnerungen ins uns hoch.

Die Nahrungsaufnahme löst also nicht nur vielfältige, sondern auch tiefe Empfindungen in uns aus. Was bedeutet, dass sie einen großen Einfluss auf unsere Psyche hat und unser Leben sinnlich ungemein bereichern kann. »Essen und Trinken sind von zentraler Bedeutung für unser Wohlbefinden, für viele Menschen wahrscheinlich ein noch wichtigeres Vergnügen als Sex«, erklärt der amerikanische Psychologe Paul Rozin. Doch es bedeutet auf der anderen Seite auch, dass wir dort besonders leicht manipulierbar sind. »Wenn uns etwas schmeckt, dann neigen wir dazu, dieses Erlebnis immer wiederholen zu wollen«, erklärt die Bremer Gesundheitswissenschaftlerin Annelie Keil. »Egal, ob es uns guttut oder nicht.« Aus diesem Grunde essen wir Schokolade, obwohl sie uns dick macht. Aus diesem Grunde essen wir auch Glutamat-Bomben aus dem China-Restaurant, obwohl wir von den potenziellen Risiken dieses Stoffes gelesen haben. Aus diesem Grund zwängen wir noch einen Nachtisch in uns hinein, obwohl wir eigentlich schon pappsatt sind. »Die Vernunft der Großhirnrinde hat es schwer«, bilanziert Keil, »wenn die Unvernunft aus den tieferen Hirnregionen schreit: Hol dir das wieder!«

Dem amerikanischen Marketing-Experten und Ernährungsforscher Brian Wansink gelang es zwar, seine Testpersonen zum Verzehr von fünf Tage altem und entsprechend pappig-weichem Popcorn zu bewegen, indem er ihnen extra große Popcorn-Tüten gab und einen unterhaltsamen Film vorspielte, doch dies zeigt nur, dass Portionsgröße, Verpackung und Ablenkungen bei unserer spontanen Essensauswahl eine Rolle spielen und unsere Appetitkontrolle aushebeln können. Es widerspricht aber nicht der Tatsache, dass die Lebensmittelindustrie, wenn sie Umsatzzuwächse haben will, uns über den Geschmack ansprechen muss. Denn nur so kann sie es schaffen, dass der »Hol-dir-das-wieder«-Mechanismus greift und dass wir etwas nicht nur einmal kaufen, sondern öfter – am besten sogar immer öfter.

Süß zieht immer

Mittlerweile verfügt die Lebensmittelindustrie über zahlreiche Methoden, um unseren Geschmackssinn zu betören. Eine der erfolgreichsten ist aber nach wie vor, unser Verlangen nach Süßem anzusprechen. »Denn das hat sich in Millionen Jahren Evolution entwickelt und wird sich nicht über Nacht ändern lassen«, betont Susana Peciña, die an der Universität Michigan die Genusszentren unseres Gehirns erforscht. Wir kommen also mit unserem Verlangen nach Süßem auf die Welt, was in den nächsten Jahrhunderten wohl auch so bleiben wird.

Träufelt man einem Säugling etwas Wasser auf die Zunge, das entweder süß, salzig, sauer oder bitter schmeckt, so erhält man nur bei süßem Wasser eine positive Reaktion. Der Grund für diese Vorliebe liegt nach Ansicht von Peciña darin, dass wir durch die Evolution auf die intuitive Erkenntnis getrimmt wurden, »dass süße Nahrungsmittel für sichere und schnelle Energiequellen stehen, während der Bittergeschmack mit riskanten Nahrungsmitteln verbunden ist«. Andere Wissenschaftler vermuten hingegen, dass die süße Vorliebe im Mutterleib durch den Geschmack des Fruchtwassers geprägt wird. Vermutlich ist beides richtig, denn Evolution und Fruchtwasser müssen ja kein Widerspruch sein.

In jedem Falle ist bis heute ungeklärt, wie süß ein Nahrungsmittel sein muss, damit ein Säugling es mag. In einem Versuch der amerikanischen Biopsychologin Julie A. Mennella tranken Babys und Kleinkinder Apfelsaft am liebsten, wenn man ihm noch 13 Stücke Zucker pro Liter beigemischt hatte. In anderen Versuchen reichten aber auch geringere Mengen. In jedem Falle steht fest, dass es einen Gewöhnungseffekt gibt. »Wenn man von Anfang an dem Kind eine hohe Dosis Süße verabreicht, in Form von gezuckerten Tees oder Fruchtsäften, so wird es schwierig werden, ihm weniger süße Nahrung anzubieten«, betont Ernährungswissenschaftlerin Manon Pacyna, die an der Fachhochschule Mönchengladbach ihre Diplomarbeit zu den Problemen geschrieben hat, die beim Marketing von Vollwertlebensmitteln entstehen.

Wird also der Mensch frühzeitig auf hohe Süß-Dosierungen geeicht, fällt es ihm später schwer, die Dosierung herunterzufahren. Dabei ist es gleichgültig, ob die Lebensmittel mit Zucker oder aber mit Agavendicksaft, Honig oder Aspartam verarbeitet wurden. Im Laufe der Pubertät entdeckt der Mensch dann zwar noch andere Geschmacksnoten für sich, doch seine Vorliebe für Süßes und auch der Stärkegrad dieser Vorliebe bleibt im Wesentlichen so, wie es ihm in die Wiege gelegt und in seinen frühen Kindheitsjahren antrainiert wurde.

In einer Studie der Münchner Gesellschaft für Sensorische Analyse und Produktentwicklung wurden 133 Probanden im Alter von 30 bis 40 Jahren gebeten, zwei Ketchup-Sorten geschmacklich zu bewerten. Eine davon war mit süßem Vanillinzucker aromatisiert, und zwar in derselben Konzentration, wie sie in den 70ern der Babynahrung zugesetzt wurde. Zwei Drittel der Versuchspersonen, die diese Kost früher erhalten hatten, bevorzugten den Ketchup mit Vanille-Zusatz, aber nur 30 Prozent von denen, die ausschließlich gestillt wurden.

Ratten auf Turkey

Für salzige, fette und glutamathaltige Speisen fanden Wissenschaftler ähnliche Gewöhnungseffekte wie beim Zucker. Wissenschaftler der Universität Kiel fütterten Laborratten mit unterschiedlichen Mengen des Geschmacksverstärkers Glutamat. Das Ergebnis: Je höher die Glutamatdosis, umso gefräßiger wurden die Tiere. Vor allem die Männchen entwickelten einen geradezu verheerenden Appetit: Sie fraßen doppelt so viel und tranken dreimal so viel wie sonst (siehe Seite 134).

Umgekehrt muss man mit Entzugserscheinungen rechnen, wenn man versucht, die Dosis der genannten Stoffe herunterzufahren. In einer Studie der Princeton University in New Jersey reagierten Mäuse, die auf eine hochprozentige Zucker- und Fettdiät eingestellt waren, auf ein drastisches Reduzieren der Kost wie bei einem Drogenentzug: Sie wurden fahrig, zittrig und unkonzentriert. Für Studienleiter John Hoebel ein deutlicher Hinweis darauf, »dass zucker- und fetthaltige Speisen abhängig machen können wie Morphium oder Nikotin«. Der Psychologe erklärt diese Wirkungen damit, dass hohe Fett- und Zuckeranteile die Ausschüttung von Glückshormonen anregen. »Und wenn die dann plötzlich ausbleiben, ist der Körper wie auf Entzug«, so Hoebel.

Bestätigt wird dieser Befund durch Ann E. Kelley von der Wisconsin Medical School. Die amerikanische Neurowissenschaftlerin fand in den Gehirnen von Ratten, die eine fett-, salz- und zuckerreiche Kost zu essen bekamen, biochemische Veränderungen, als wenn man ihnen Morphium oder andere Drogen verabreicht hätte. »Ratten lieben vor allem fetthaltige Kost, sie können gar nicht aufhören, davon zu essen«, beobachtete Kelley. Sie hält es auch für zulässig, diese Befunde auf den Menschen zu übertragen, da gerade in der Suchtproblematik große Ähnlichkeiten zwischen Ratte und Homo sapiens bestünden, die ja bekanntlich auch in ihrem Erbgut viel gemeinsam haben. Für Kelley steht fest, in der extrem zucker- und fetthaltigen Kost und ihrem Suchtpotenzial den »wahren Schuldigen« für die Übergewichtsepidemie unserer Tage gefunden zu haben.

Andere Wissenschaftler wollen freilich nicht so weit gehen. Sie zweifeln daran, dass die Sahnetorte oder der deftige Hamburger mit Pommes unser Hirn tatsächlich auf die Stufe eines Drogenabhängigen bringen können. Unumstritten ist aber, dass bestimmte Inhalte unserer Nahrung einen großen Einfluss auf unsere Psyche haben, wobei dieser Einfluss zunächst einmal im Sinne von Euphorie und guter Laune durchaus positiv sein kann. Doch gerade das ist ja das Problem – denn was wir als positiv erleben, möchten wir so oft wie möglich wiederholen.

Botenstoffe außer Kontrolle

Das Funktionieren unseres Gehirns steht und fällt mit der Leistung der sogenannten Transmittersysteme. Sie sorgen dafür, dass die neuronalen Netzwerke in unserem Kopf nicht zu viel Unruhe verbreiten und in ihrer Arbeit abgestimmt werden. Eines dieser Systeme ist das durch Serotonin vermittelte »serotonerge System«. Seine Nervenzellen befinden sich weit unten im Mittelhirn, doch ihre Fasern reichen hinauf bis in sämtliche Bereiche der Großhirnrinde. Sofern diese Zellen, wie man in der Neurologensprache gerne sagt, »feuern«, also aktiv werden, wird an ihren Enden Serotonin ausgeschüttet. Es handelt sich dabei um einen Botenstoff, der die Erregbarkeit anderer Nervenzellen verstellt und dadurch für Harmonie unter den neuronalen Netzwerken sorgt. Oder anders ausgedrückt: Er arbeitet wie ein großer Globalisierer, der unsere Hirnzellen auf einer Wellenlänge arbeiten lässt.

Serotonin spielt also für unsere Hirnaktivitäten eine große Rolle, und seine Kraft reicht von den Tiefen des Unbewussten bis hin zu den Höhen des abstrakten Denkens. Darüber hinaus hat es aber noch zwei Besonderheiten. Die erste: Sofern es in großen Mengen ausgeschüttet wird, wie es etwa unter Ecstasy-Einfluss der Fall ist, sorgt Serotonin für euphorische Stimmungen. »Es kommt dann zu einer gefühlsüberströmenden Harmonie«, erklärt Gerald Hüther von der psychiatrischen Uni-Klinik in Göttingen. »Man hat keine Angst mehr, ist optimal drauf, kann sich einfach fallen lassen, alles, was draußen passiert, verliert jede Bedrohlichkeit.« Die zweite Besonderheit: Die Ausschüttung von Serotonin kann durch die Ernährung beeinflusst werden – zwar nicht direkt, aber indirekt durch die Aminosäure Tryptophan, die der Körper ohne größeren Aufwand zu Serotonin umwandeln kann.

Normalerweise lassen sich Transmittersysteme nicht durch Nahrung beeinflussen, und das ist auch gut so, denn Hochleistungsapparaturen wie das Gehirn sind äußerst störanfällig. Doch warum bildet ausgerechnet das serotonerge System da eine Ausnahme? Die Antwort: Die Evolution hat bisher keinen Grund dafür gesehen, das serotonerge System vor Lebensmitteln zu schützen. Denn Tryptophan ist eine Aminosäure, die in der Nahrung ausgesprochen selten vorkommt. Daran hat sich auch bis heute nichts geändert. Was sich jedoch in den letzten

Jahrzehnten geändert hat, ist der Fett- und Zuckeranteil unserer Nahrung – und die haben einen gewaltigen Einfluss auf den Serotoninhaushalt.

Und ewig lockt der Schoko-Trost

Ohne Zucker hätte unser Körper keine Energie, doch zu viel davon ist schädlich. Wir verfügen daher über ein äußerst sensibles und leistungsfähiges System der Blutzuckerkontrolle. Ihre Basis ist das Insulin, ein Hormon, das in den Betazellen der Bauchspeicheldrüse gebildet wird. Und das umso mehr, je mehr Einfachzucker über die Nahrung in unseren Körper geschleust wird. Das klingt einfach und logisch, im tatsächlichen physiologischen Geschehen läuft es jedoch viel komplizierter ab, denn Insulin senkt nicht nur den Blutzuckerwert, sondern saugt auch Aminosäuren mit großer Molekülstruktur aus dem Blut, um sie den Muskeln zuzuführen. Für eher zierliche Aminosäuren wie das Tryptophan ist das die Chance schlechthin, um nun ohne die erdrückende Konkurrenz durch die Blut-Hirn-Schranke zu den Neuronen durchzudringen. Und wenn dort mehr Tryptophan zur Verfügung steht, kann auch mehr Serotonin gebildet werden – mit der Folge, dass unsere Stimmung deutlich nach oben geht.

Wir erfahren meistens schon früh, wie wirkungsvoll zuckerhaltige Speisen als Tröster und Gute-Laune-Garant sind. »Wer schon als Kind Süßigkeiten beispielsweise als Betthupferl bekommen hat«, erläutert Hüther, der alljährlich einen Kongress zu Erziehungs- und Bildungsfragen organisiert, »macht in diesem frühen Alter unbewusst die Erfahrung, dass Süßigkeiten irgendwie helfen, mit Problemen fertig zu werden«. Eine Erfahrung, die für spätere Jahre prägend ist. »Wenn später im Berufsleben belastende Situationen kommen, kann es passieren, dass man sich unbewusst an diese Wirkung erinnert und wieder zu Süßigkeiten greift«, warnt Hüther.

Wie eng Stress und Süßwarenkonsum zusammenhängen, zeigt die Tatsache, dass in den USA der Süßwarenkonsum nach dem Terroranschlag vom 11. September 2001 um mehrere Prozentpunkte nach oben ging. Der holländische Sozialpsychologe Dirk Smeesters nahm dies als Anlass, um generell den Einfluss von Todesnachrichten auf den Süßwarenkonsum zu überprüfen. Er stellte seinen Versuchspersonen eine Schale Kekse hin, doch einigen von ihnen zeigte man vorher ein paar Nachrichten-Clips, in denen Tote zu sehen waren, oder aber sie wurden aufgefordert, eine Geschichte über den Tod zu schreiben. Die »Todesgestressten« griffen deutlich öfter zu den Leckereien, wobei dieser Reflex umso stärker ausgeprägt war, je weniger Selbstwertgefühl sie hatten. »Es bleibt nur zu hoffen«, so Smeesters, »dass die Hersteller von Lebensmitteln jetzt nicht damit beginnen, ihre Werbe-Clips direkt nach den Fernsehnachrichten zu schalten.« Abwarten, denn die Lebensmittelindustrie beschäftigt fähige Psychologen, die sich auf das Auswerten ihrer Fachliteratur verstehen.

Vor allem Frauen sind für die Verlockungen des süßen Trostes anfällig. Dies hat mehrere Gründe. So haben Frauen in der Regel ein geringer ausgeprägtes Selbstwertgefühl, was, wie wir oben gelernt haben, generell die Neigung zum Süßwarenkonsum verstärkt. Außerdem liegt ihre Wahrnehmungsschwelle für Bitteres niedriger, so dass sie geschmacklich mehr »bittere Feinde« haben, die es mit Süßem zu bekämpfen gilt.

Und: Frauen wurden in ihrer Erziehung oft und mehr als Männer auf Süßigkeiten als Trostspender geeicht. Im Mädchenalter erhalten sie regelmäßig Schokolade und Ähnliches, wenn sie weinen oder einfach nur traurig sind. Im Unterschied zu den Jungen, die so etwas vornehmlich als Belohnung einstreichen, wenn sie gerade mal etwas Gutes vollbracht, beispielsweise eine gute Schulnote bekommen oder ihren Teller selbständig in die Spülmaschine geschoben haben. Mädchen lernen also, dass Süßes etwas ist, das über schlechte Zeiten hinweghilft, und deshalb greifen sie später als Frauen ebenfalls danach, wenn der Blues in ihre Seele kriecht. Nicht umsonst münden Beziehungskrisen auf weiblicher Seite oft in Orgien aus Schokolade, Kuchen und Pudding.

Doch damit nicht genug. Ein Forscherteam der Universität Glasgow fand heraus, dass Frauen nach dem Verzehr von großen Zuckermengen ihre nächste feste Mahlzeit weder verschieben noch sie spärlicher ausfallen lassen. Der süße und fettige Nachmittagskuchen hält sie also nicht davon ab, am Abend noch einmal deftig zu essen Dies ist ein deutlicher Hinweis darauf, dass ihre natürliche Appetitkontrolle wohl bereits aus dem Ruder gelaufen ist.

Und ewig lockt das Fleisch

Männer holen sich ihren kulinarischen Seelentrost weniger durch Süßes als durch Fleisch und andere fettreiche Mahlzeiten. Sie empfinden seltener Heißhunger auf Schokolade und andere Süßwaren als auf Eisbein oder ein großes Stück Käse. Ihr Fleischkonsum liegt laut Statistischem Bundesamt insgesamt 20 Prozent über dem der Frau. Im Hinblick auf ihr psychisches Wohlbefinden liegen sie damit – wie die Frauen mit Zucker – genauso richtig. »Denn wer nicht so gerne Süßes isst, kann den harmonisierenden Effekt des Serotonins auch mit Fett erreichen«, weiß Neurobiologe Hüther.

Erklärbar wird dies dadurch, dass der reichhaltige Fettverzehr den Spiegel freier Fettsäuren im Blut ansteigen lässt, die mit Tryptophan um die Bindung am Albumin konkurrieren. Dieses Bluteiweiß hat normalerweise 90 Prozent des Tryptophans in seinen Fängen, doch wenn große Fettmengen kommen, verdrängen sie das Tryptophan aus dieser Liaison. Wer also ein Eisbein oder eine Bifi isst, sorgt für viel freies Tryptophan, das dann wieder an der Blut-Hirn-Schranke vorbei zu den Hirnzellen gelangt und dort die Serotoninproduktion ankurbelt. Am Ende kommt dasselbe heraus wie beim Zucker: Der Serotoninspiegel steigt und damit auch die Stimmung. »Dieser kleine Schwapp an Harmonie hält jedoch nicht lange an«, warnt Huether. »Nach ein bis zwei Stunden ist er vorbei – und dann muss wieder etwas Fetthaltiges oder Süßes her.«

Nicht nur die gute Laune, auch die Sättigung durch Fett hält nicht lange an. Der Grund: Fett hat ein hohes Speicher-, aber ein geringes Sättigungspotenzial. Der Münchner Ernährungsmediziner Volker Schusdziarra verköstigte zwei Gruppen von männlichen Versuchspersonen mit Leberwurstbroten, wobei der einen noch zusätzlich Butter unter den Wurstbelag geschmiert wurde. Die Männer sollten essen, bis sie satt sind. Das Ergebnis: Beide Gruppen aßen die gleiche Anzahl von Broten – doch die Männer der Butter-Gruppe hatten natürlich weitaus mehr Kalorien aufgenommen.

Bleibt festzuhalten, dass Männer prinzipiell, wie die Frauen, auch durch Süßes in gute Stimmung kommen. Doch sie wählen diese Alternative seltener, weil sie schon in ihrer Jugend frühzeitig auf Fleisch geeicht wurden, getreu dem Motto der vom Hunger gebeutelten Nachkriegsgeneration: »Junge, lass die Kartoffeln liegen und iss das Fleisch.« Dies wiederum hat mit einem hartnäckigen Mythos zu tun, wonach sich beim Verzehr der Muskeln eines Tieres dessen Kraft auf den Menschen überträgt – und Kraft braucht gemäß traditioneller Vorstellung vor allem der Mann.

Die Wiener Motivforscherin Helene Karmasin geht bei der Erklärung der männlichen Fleischeslust noch einen Schritt weiter: »Das blutige Stück Fleisch markiert die Überlegenheit des Menschen gegenüber der Natur, die er sich durch Aggression untertan gemacht hat.« Um dies zu verstehen, stellt man sich am besten vor, wie sich der Mann der Altsteinzeit gefühlt haben muss, als es ihm endlich gelang, als Jäger erfolgreich zu sein. Denn waren damit nicht nur jene Zeiten vorbei, in denen er sich mühsam und mit ständigen Magenverstimmungen als Kannibale, Aasfresser und Sammler durchschlagen musste, es war auch der Augenblick, in dem er entdeckte, dass es nun aufgrund seines Intellektes und seines technischen Fortschrittes für ihn ein Leichtes war, zu töten und sich als Schicksal über Leben und Tod emporzuschwingen. Das gab ihm das Gefühl von Macht.

Von diesem Gefühl, wird der Mann auch heute noch getragen, wenn er sich ein Steak einverleibt – auch wenn dieses Steak aus der Massentierhaltung stammt und er als Krawattenträger schon längst kein Tier mehr erlegen kann. Das Gefühl ist, da man Jahrtausende von Menschheits- beziehungsweise Mannheitsgeschichte nicht einfach wie eine Unterhose abstreift, noch immer in ihm. Es sitzt ihm weiterhin in Fleisch und Blut und in den tieferen Regionen seines Bewusstseins, von wo aus es immer noch sein Denken und Handeln steuert.

»Lecker« verführt nicht nur zum Essen

Speisen und Getränke mit hohem Fett- und Zuckergehalt üben nicht nur eine große Attraktivität auf den Menschen aus, sie erhöhen auch die Anziehungskraft anderer Produkte. So ermittelte Xiuping Li von der National University of Singapore, »dass allein schon das Aroma oder der Anblick von Schokolade oder anderen Leckereien zu einem Zustand führt, der Kaufentscheidungen beschleunigen kann«.

Die Konsumforscherin legte 134 Testpersonen einerseits die Bilder von schmackhaften und opulenten Speisen und andererseits die Bilder von beeindruckenden Naturszenen zur Begutachtung vor. Danach wurden sie vor die Wahl zwischen zwei Lotterien gestellt: Die eine versprach schnelle, aber kleine Gewinne und die andere große Gewinne, für die man jedoch länger spielen musste. Das Ergebnis: Nach dem Betrachten der Naturmotive wählten 40 Prozent die kurzfristige Lotterie, was immerhin noch elf Prozentpunkte mehr waren als bei einer Kontrollgruppe, die gar keine Fotos zu sehen bekommen hatte. Von den Probanden aber, die die Leckereien betrachtet hatten, entschieden sich 60 Prozent für die Lotterie mit den spontanen Kleingewinnen. Süßes versetzt uns also offenbar in die Stimmung: »Ich will nicht warten. Ich will die Befriedigung meiner Bedürfnisse, jetzt und sofort.«

Dies wird durch eine weitere Studie, die Xiuping Li durchgeführt hat, bestätigt. Hier wurde 36 Probandinnen ein kleiner Geldbetrag zur Verfügung gestellt, um sich eine Bluse zu kaufen. Es war ihnen selbst überlassen, wie viel sie für das Kleidungsstück ausgeben wollten. Sie durften also ebenso auf den Kauf verzichten und das Geld mit nach Hause nehmen. Man brachte die Frauen in den Verkaufsraum – die eine Hälfte von ihnen wurde jedoch dezent mit dem Duft von Schokoladenkeksen eingenebelt. Das Ergebnis: Von der Schokokeks-Gruppe entschieden sich mehr als zwei Drittel für den Kauf einer neuen Bluse, obwohl manche von ihnen angegeben hatten, knapp bei Kasse zu sein und eigentlich das Bargeld brauchen zu können. In der geruchsfreien Kontrollgruppe traten hingegen nur 17 Prozent als impulsive Käuferinnen in Erscheinung.

Möglich, dass die Schokokeks-Duft bei Männern die Kaufleidenschaft weniger stimuliert hätte. Vermutlich hätte man hier mit dem Duft von würzigen Grillwürstchen arbeiten müssen. Nichtsdestoweniger zeigen die Studien von Xiuping Li eindrucksvoll, wie tief unser Bedürfnis nach bestimmten Geruchs- und Geschmacksnoten in Denken und Fühlen verankert ist und dadurch in andere Bereiche unserer Seele hineinspielt. Empfindungen wie »knackig«, »sahnig«, »würzig«, »fruchtig« und »süß« sind weit mehr als nur angenehme Wahrnehmungen, sie »machen« Stimmung. Sie können uns inspirieren, was natürlich nicht schlecht ist. Sie machen uns aber auch spontan, unüberlegt, leichtsinnig – und dadurch anfällig für Manipulationen.

Dass die kulinarischen Meilen in den Tiefgeschossen der Kaufhäuser uns zum Essen und Trinken verführen sollen, wenn wir den kraftraubenden Einkauf hinter uns haben, liegt auf der Hand und ist nichts Neues. Aber andersherum wird ebenfalls ein Schuh daraus – nämlich, dass die Düfte von unten, aus den Bäckereien, China-Imbissen und Espresso-Bars, den Konsumenten zwei oder drei Stockwerke höher zum Kaufen von DVD-Recordern und Wandschränken stimulieren. Selbst die Wurstbude vor den Handwerkermärkten von BAHR und OBI sorgt dafür, dass deren Kunden den einen oder anderen Malerpinsel mehr in ihren Einkaufswagen legen. Dahinter muss nicht zwangsläufig eine bewusste Strategie zur Verkaufsförderung stecken, denn die bösen Manipulatoren sind nicht immer und überall. Doch das ändert nichts an der Tatsache, dass wir nicht nur ständig zum Essen und Trinken verführt, sondern auch durch Essen und Trinken zum Konsum anderer Dinge verführt werden. Es lohnt sich, diesen Aspekt gelegentlich im Blick zu haben. Beispielsweise dann, wenn man bei Ikea gleich am Anfang und später dann noch mal auf dem Weg nach unten am Restaurant vorbeigelotst wird, wenn man vom Stockwerk mit den großen Möbeln zu der Etage mit den kleinen Einzelteilen und Schnäppchen wechselt, wo man unbedingt noch die Teelichter mitnehmen muss.

3. KAPITEL

Friss oder stirb!
Warum wir beim Essen immer wieder
die Kontrolle verlieren

Wir freuen uns, wenn wir jemanden zum Fressen gerne haben, und verzehren uns vor Sehnsucht, wenn der geliebte Mensch außer Reichweite ist. Andererseits fressen wir den Frust in uns hinein, wenn wir an schwierigen Problemen oder schwerverdaulichen Wahrheiten zu knabbern haben. Da gibt es Geschäftspartner, mit denen nicht gut Kirschen essen ist und wir uns schon überlegen, wie wir ihnen die Suppe versalzen können. Nicht zu vergessen sind die »honigsüßen« Stimmen, die uns einlullen, und das »bittere« Schicksal, das uns zu schaffen macht. Um Gefühle und Stimmungen auszudrücken, greifen wir gerne auf Worte zurück, die wir sonst rund um Essen und Küche gebrauchen – und wir haben damit recht, denn Psyche und Ernährung sind in der Tat eng miteinander verschränkt.

In Kapitel 2 hat man bereits gesehen, wie die Ernährung auf unsere Psyche wirkt. Aber andersherum ist es genauso, da sich unsere Stimmungen und Wertvorstellungen oder Wahrnehmungsmuster auch auf unseren Appetit niederschlagen. Immer wieder tappen wir in Psycho-Fallen, die uns dazu bringen, mehr zu essen, als uns eigentlich guttut.

Fressfalle Nr. 1: Bunt macht Hunger

Der Mensch verlässt sich zu etwa 80 Prozent seiner sinnlichen Wahrnehmungen auf seine Augen. Dadurch werden zwar die übrigen Sinne nicht zur Bedeutungslosigkeit degradiert, denn gerade Geruch und Geschmack dringen tief in die emotionalen und unbewussten Zentren unseres Gehirns vor und haben auf diese Weise einen großen Einfluss auf uns, doch es zeigt, dass das Auge in unserer Wahrnehmungswelt nahezu überall dabei ist.Deshalb *isst* es auch, wie es der Volksmund treffend formuliert, überall mit.

Der Mensch kann relativ viele Farben sehen: Rot, Blau, Grün – und alle daraus kombinierbaren Variationen. Mäuse und Hunde haben demgegenüber keinen Sinn fürs Rote, und den Walen und Robben fehlt ausgerechnet das in ihrer Umgebung dominierende Blau. Es liegt daher auf der Hand, dass Farben in der Auswahl unserer Nahrungsmittel eine besonders große Rolle spielen.

Generell gilt: Je kräftiger die Farben, umso größer die Chancen für ein Lebensmittel, dass es von uns gegessen oder getrunken wird. Daran ändert auch die Tatsache nichts, dass deutsche Touristen die knallig roten Farben spanischer Wurst- und Fleischwaren eher mit Skepsis betrachten. Auch in den Schlachthöfen zwischen Konstanz und Flensburg wird fleißig mit Färbetechniken gearbeitet, denn Fleisch neigt nun einmal dazu, direkt nach dem Abschnitt grau zu werden. Es muss auch hierzulande kräftig rot sein – nur eben nicht ganz so kräftig rot wie in Spanien oder in Dänemark die Røde Pølse. Das ist ein gradueller Unterschied, aber kein prinzipieller.

Wie groß der Einfluss der Farbenvielfalt auf die Auswahl

unserer Lebensmittel ist, belegt ein Experiment der University of Illinois. Die Wissenschaftler ließen ihren Studienteilnehmern die Wahl zwischen Bonbons, die entweder in einer Schale verschiedenfarbig gemischt oder nach Farben getrennt in einzelnen Schalen angeboten wurden. Das Ergebnis: Von der bunten Mischung wurden 69 Prozent mehr gegessen. »Die Probanden fühlten sich animiert und griffen zu, weil sie den farbenfrohen Mix mit Genuss, Fröhlichkeit, Zufriedenheit und leckerem Geschmack assoziierten«, erklärt Studienleiterin Barbara Kahn.

In einem weiteren Experiment stellte man den Testpersonen jeweils zwei Schalen mit Smarties hin: In der einen waren die Schokopillen in sieben Farben, in der anderen mit zehn Farben vertreten. Aus dem besonders bunten Topf wurden 43 Prozent mehr gegessen. »Je mehr Farben wir sehen, desto mehr essen wir«, so Kahn.

Die Lebensmittelindustrie nutzt diese optischen Präferenzen schon seit langem für ihre Zwecke. Die Gelatine eines Gummibärchens wäre unappetitlich grau, wenn sie nicht gefärbt würde. Wobei hier nicht wahllos in die Farbkiste gegriffen, sondern sich an den natürlichen Vorbildern orientiert wird. So würde der Kunde skeptisch werden, wenn er ein gelbes Bärchen mit Kirschgeschmack in der Tüte hätte – gelb ist daher den Bananenbärchen vorbehalten, während ihre Kirsch-Pendants mit kräftigem Rot ausgestattet werden.

Besonders viele Farbstoffe finden sich in Süßwaren und Softdrinks, aber auch »naturnahe« Produkte werden nachgefärbt, wie etwa der verzehrfertig abgepackte Salat. Fleisch darf zwar hierzulande eigentlich keinen Farbstoff enthalten, doch dafür hat man andere Färbetechniken entwickelt. Durch Zusetzen von Konservierungsstoffen und Antioxidationsmitteln, aber auch durch das Verpacken »unter Schutzatmosphäre«, bei dem das Produkt einem Gemisch aus 40 Prozent Kohlendioxid und 60 Prozent Sauerstoff ausgesetzt wird, verzögert man das Umschlagen vom Roten ins Graue. Und wenn das Schlachtvieh kurz vor dem Bolzenschuss noch eine Dröhnung Vitamin C bekommt, ist das, letzten Endes, auch nichts anderes als ein Färbemanöver – denn auch hier geht es darum, dem Fleisch seine rote Farbe zu erhalten.

Der Verband der Mineralfarbenindustrie betont, dass der einzelne Bundesbürger durchschnittlich nicht mehr als 2 Gramm Lebensmittelfarbe jährlich verzehren würde. Doch wenn man hier einfach nur weiterrechnet, kommt man allein für Deutschland auf einen Verbrauch von 160 Tonnen pro Jahr, was für Chemikalien, die ihre Wirksamkeit im Mikro- und Milligrammbereich entfalten, schon recht beachtlich ist. Hinzu kommt, dass in dieser Zahl noch all jene Stoffe fehlen, die als Antioxidationszusätze vor dem Farbverderb der Nahrungsmittel schützen sollen. Schwefeldioxid (E 220) beispielsweise wird zentnerweise in Trockenfrüchten, Kartoffelgerichten, Fruchtsäften, Marmelade und Wein verarbeitet.

Dass jedoch von politischer Seite demnächst etwas gegen die Farbstoffwut in den Lebensmitteln unternommen wird, ist unwahrscheinlich. So beschloss die Europäische Behörde für Lebensmittelsicherheit EFSA (European Food Safety Authority) Anfang 2008, dass es trotz mehrerer Forschungsberichte, die einen krebserregenden und allergieauslösenden Effekt belegen, kein Verbot von Azofarbstoffen in Lebensmitteln geben sollte. Bis auf weiteres werden also weiterhin E 102 (Tartrazin), E 110 (Gelborange), E 122 (Azorubin), E 124 (Cochenillerot) und E 129 (Allurarot) in Süßigkeiten, Obstkonserven, Limonaden,

Pudding, Speiseeis, Likören, Margarine, Käse und Fischerzeugnissen zu finden sein. Dabei gelten für diese Substanzen schon seit über einem Jahrzehnt Beschränkungen für ihre Anwendung in der Textilverarbeitung. Und sogar Schweine und Kühe leben in dieser Hinsicht gesünder als der Mensch, der sie isst: Denn für ihr Futter ist die Verwendung von Azofarbstoffen strikt untersagt.

Fressfalle Nr. 2: Frust

Da ist es wieder passiert. Glatte zwei Tafeln Schokolade auf einmal. Zusammen wahrscheinlich 800 Kilokalorien, so viel wie ein ausgiebiges Frühstück. Und niemand hat »Stopp!« geschrien. Niemand hat Melissa daran gehindert, sich mal eben in 20 Minuten ein Drittel ihrer ganzen Kalorientagesration reinzufressen.

Melissa weiß, dass das mit ihrer Schokosucht nicht in Ordnung geht. Sie weiß aber auch, dass es vielen Frauen ähnlich geht wie ihr, die einfach zugreifen müssen, wenn es ihnen mal wieder schlechtergeht, wenn gerade mal wieder der Blues über ihre Seele kriecht. »Egal, ob Ärger im Beruf, Ärger mit der Bank, Probleme mit dem Freund oder einfach nur existenzieller Lebensfrust – es gibt immer etwas, was an der Seele nagt«, erklärt Melissa. »Und da hilft dann nur noch eines: Schokolade in Unmengen – also nicht etwa ein kleiner Riegel, sondern gleich eine ganze Tafel, und manchmal auch zwei.«

In einer Zeitschrift hat Melissa gelesen, dass Schokolade depressionshemmende Substanzen enthält und dass die Frauen deshalb so oft nach ihr greifen. Doch so ganz kann Melissa diese Geschichte nicht glauben: »Denn dann müsste es mir ja nach der Schoko-Orgie bessergehen, doch das ist keineswegs der Fall. Mir geht es danach sogar noch schlechter als vorher. Denn vorher hatte ich nur den Frust, danach plagt mich auch noch das schlechte Gewissen.«

Für Wissenschaftler bestehen mittlerweile keine Zweifel mehr daran, dass Frust und Stress zum Heißhunger auf fett- und zuckerreiche Speisen und dadurch oft zu Übergewicht führen. Physiologische Ursache ist hier vor allem das Hormon Cortisol. Seine Ausschüttung über die Nebennieren wird unter psychischer Belastung deutlich gesteigert, ein durchaus sinnvoller Mechanismus, weil Cortisol entzündungshemmend ist und seine vermehrte Ausschüttung unter Stress quasi vorbeugend die Heilung von drohenden Verletzungen einleitet. Darüber hinaus hat das Hormon aber auch Wirkungen auf den Zucker- und Fettstoffwechsel, die letztendlich darin münden, dass unser Appetit auf diese Stoffe zunimmt.

Bei Männern zeigen sich diese Zusammenhänge, wie Wissenschaftler der Universität Helsinki herausfanden, vor allem im Beruf, bei Frauen hingegen eher im Privatleben. »Er« bekommt also seine Heißhungerattacken, wenn es bei der Arbeit schlecht läuft, und »Sie«, wenn sich dunkle Wolken über Partnerschaft und Familie zusammenbrauen. Ein deutlicher Hinweis darauf, dass sich Männer immer noch über ihre Erfolge oder Misserfolge im Beruf, Frauen über ihre Erfolge und Misserfolge im Privatleben definieren. Die Emanzipation der letzten Jahrzehnte hat also offenbar nur wenig an dem ändern können, was die Geschlechter traditionell als Stress empfinden.

Wut will Fleisch, Eifersucht will alles

Die amerikanische Psychologin Cynthia Power ermittelte in einer Untersuchung an 500 Männern und Frauen, dass unser Heißhunger nicht etwa unspezifisch ist, sondern sich je nach Art des Stressreizes und der Frustration auf unterschiedliche Speisen richten kann. Dies allerdings hat seine Ursachen nicht nur in den Inhaltsstoffen der Nahrungsmittel, sondern auch, wie Power ausführt, darin, »dass man Essen als Übersprungshandlung nutzen kann, um Emotionen abzubauen, deren ungehemmtes Ausleben vermutlich Probleme schaffen würde«.

So empfinden wir bei Ärger und Wut vor allem Lust auf Fleisch. Der Grund: Wenn wir es wütend zermalmen, können wir dabei aggressive Energien abarbeiten. Und wenn der Grund unseres Ärgers uns dabei zuguckt, können wir ihm sogar noch zeigen, dass er besser nicht zwischen unsere Kiefer kommen sollte.

Bei Einsamkeit spüren wir hingegen eher ein Verlangen nach massigem und stopfendem Essen, beispielsweise nach Nudeln mit Käsesauce oder Braten mit Klößen. »Denn der einsame Mensch fühlt ein tiefes Loch in seiner Seele, das man nur mit sperrigem Essen stopfen kann«, so Power.

Unter starkem Stress gieren wir nach Zwiebeln, Chips und Erdnüssen aus der Dose, weil die gesteigerte Adrenalinproduktion ein Verlangen nach Salz auslöst. Der sexuell Frustrierte greift hingegen eher nach Lebensmitteln mit viel Einfachzucker, weil sie über ihren Einfluss auf die Hirnbotenstoffe eine rasche Ersatzbefriedigung schaffen. Nicht umsonst ermittelte die amerikanische Ernährungsberaterin Debra Waterhouse in ihren Umfragen, dass etwa 50 Prozent der Frauen Schokolade wichtiger sei als Sex. Möglich, dass diese Quoten nur für die USA Gültigkeit haben. Es gilt allerdings auch zu bedenken, dass amerikanische Schokolade verglichen mit ihren mitteleuropäischen Pendants ziemlich lausig schmeckt – und daher die Zahlen hierzulande möglicherweise sogar noch höher liegen ...

Der »eifersüchtige« Mensch zeichnet sich laut Powers Beobachtungen schließlich dadurch aus, dass er so gut wie alles in sich hineinzustopfen versucht – als gelte es, sich mit einem maßlosen Einverleiben von Nahrung an all den ungerechtfertigten Entbehrungen, die ihm seiner Ansicht nach widerfahren, schadlos zu halten. Nicht umsonst findet man Übergewicht, Adipositas und Fresssucht vor allem in einkommensschwachen Schichten, während der schlanke Manager aus der Führungsetage keinen Grund zum kompensierenden Frustessen hat.

Es ist wichtig, dass man »Eifersucht« nicht nur sexuell, sondern insgesamt als Neid auf andere Menschen versteht. Dann nämlich liefert sie eine treffende Erklärung für das ungezügelte Essverhalten unserer Zeit, und zwar dergestalt, dass sie den Menschen zum »kulinarischen Kompensieren« treibt. Oder soziologisch ausgedrückt: Eine Gesellschaft, in der die Menschen ihr Selbstbewusstsein wesentlich aus ihrer Kaufkraft und ihren materiellen Gütern beziehen, lässt zwangsläufig diejenigen eifersüchtig werden, die dabei zu schlecht wegkommen. Diesen Benachteiligten wiederum bleibt nichts anderes als die Kompensation über maßloses Essen und Trinken, insofern man sich das mit Hartz IV oder einem kärglichen Hilfsarbeitergehalt noch leisten kann. Wer unten in der sozialen Hierarchie steht, schiebt Frust und Eifersucht, und wer Frust und Eifersucht schiebt, sitzt häufiger mit Kartoffelchips und Cola vor dem Fernseher. Das grassierende Übergewicht unserer Zeit hat viel mit der berüchtigten Schere zu tun, die sich durch unsere Gesellschaft frisst.

Bleibt die Frage, was die Lebensmittelindustrie damit zu tun hat. Die Antwort: Eine ganze Menge! Denn sie bedient die einkommensschwachen Schichten mit billiger Massenware, wodurch Nahrung überhaupt erst zum Kompensationsfutter für Frustrierte werden konnte. So handelt es sich bei mindestens jedem fünften Artikel in den Lebensmittelregalen um ein billiges No-Name-Produkt, das zumeist aus den Produktionsstätten eines Markenherstellers kommt, der auf diese Weise auch noch im Billigsegment verdienen will.

Der Hartz-IV-Empfänger kann sich keine eigenen vier Wände leisten und auch keine vernünftige Schulbildung für seine Kinder. Der Job ist weg, der Frust verständlicherweise groß. So bleibt oftmals nur der Griff zur Fernbedienung, und dank der Lebensmittel-Discounter schafft er es immerhin, für wenig Geld viele Kalorien zu kaufen: Das Dreierpack »Pizza Salami« für knapp drei Euro, und das Six-Pack Dosenbier für die Hälfte. Im antiken Rom nannte man dieses Prinzip »panem et circenses – Brot und Spiele«. Manches ändert sich eben nie.

Fressfalle Nr. 3: Tempo, Tempo!

Das Leben ist schnell geworden, und das ist auch am Essen und Trinken nicht spurlos vorübergegangen. Die Zeit, als unsere Oma noch für viele Stunden den Braten in die Röhre schob, ist vorbei. Heute dominieren Schnellkochtöpfe und Mikrowellenherde auf der einen sowie Minutenterrinen und Fertiggerichte auf der anderen Seite das kulinarische Geschehen. Parallel zur Zubereitungszeit ging auch die Verzehrdauer dramatisch zurück: In einer eigenen Erhebung, die wir an Kantinen der öffentlichen Verwaltung in Nordrhein-Westfalen durchführten, ermittelten wir für die Durchschnittsfrau etwa neun Minuten, die sie beim Mittagessen saß – beim Mann waren es sogar nur sieben Minuten. Aber das ist noch gar nichts gegen die Kunden der Fast-Food-Restaurants, die nicht mehr als vier Minuten über dem Essen sitzen. Vier Minuten, in denen sie es mitunter schaffen, ein Menü von 1000 Kilokalorien und damit ungefähr den halben Tagesbedarf zu verschlingen.

In einer Erhebung des Instituts für sozial-ökologische Forschung in Frankfurt gab knapp ein Viertel der 2000 Befragten zu, ein- bis dreimal pro Woche auf die Schnelle zu essen und sich die Mahlzeit bei entsprechenden Anbietern wie Fast-Food-Restaurant, Imbissbude, Bäckerei oder Pizza-Service zu besorgen. 12 Prozent gaben sich als »desinteressierte Fast-Food-Esser« und 16 Prozent als gestresste »Alltagsmanager(innen)« zu erkennen, bei denen das schnelle Zubereiten und Verzehren der Speisen eine wichtige Rolle spielt.

Schwer zu sagen, wie lange die Menschen noch zu Hause beim Essen sitzen. Um dies zu untersuchen, muss man sich auf die freiwilligen und nicht immer ehrlichen Angaben der Testpersonen verlassen, da es verständlicherweise schwer möglich ist, sich mit der Stoppuhr in die privaten Küchen zu setzen. Aber der Trend zum Kurzzeitessen lässt sich auch hier ableiten. In der Frankfurter Studie gab fast jeder fünfte Fast-Food-Esser zu, werktags komplett aufs Frühstück zu verzichten. Und falls es doch dazu kommt, dauert es inklusive Zubereitung weniger als 20 Minuten. Der durchschnittliche Bundesbürger sitzt werktags etwa 23 Minuten am Frühstückstisch. Wobei hier noch einmal zu betonen ist, dass diese Zahlen auf freiwilligen Angaben beruhen und nicht klar wird, ob die Studienteilnehmer die angegebene Zeit wirklich zum Zubereiten und Verzehr des Frühstücks nutzen oder aus der Erinnerung heraus ein wenig schummeln, damit sie nicht ganz so schlecht dastehen. In unseren Kantinenerhebungen dauerte kein Frühstück länger als 10 Minuten, bei etwa der Hälfte war es schon nach 7 Minuten erledigt. Warum sollte das zu Hause, beispielsweise am familiären Frühstückstisch, wo die Kinder zu spät aufgestanden sind und zur Schule hetzen müssen und Mutter die Schultaschen packen muss, anders sein? Die Deutsche Gesellschaft für Ernährung beklagte unlängst, dass vermutlich 25 Prozent der Kinder ohne ausreichendes Frühstück zur Schule gingen.

Schnell macht dick

Das besondere Problem am schnellen Essen: Es macht uns unempfindlich für unser natürliches Sättigungsgefühl. »Wer zu schnell isst, zieht auf der Überholspur an den Sättigungssignalen vorbei«, erklärt Susanne Klaus vom Deutschen Institut für Ernährungsforschung in Potsdam-Rehbrücke. Und zwar erstens deswegen, weil beim Herunterschlingen weniger Verdauungssäfte ausgeschüttet werden, deren Aktivitäten oder Nicht-Aktivitäten von unserem Gehirn sensibel registriert werden. Und zweitens deshalb, weil es beim Essen insgesamt bis zu 15 Minuten dauert, bis sich im Körper ausreichend Signale gesammelt haben, die uns eindeutig signalisieren: »Du bist satt und solltest aufhören mit dem Essen!« Mit anderen Worten: Wer nach 8 Minuten sein Fast-Food-Menü hinter sich hat, fühlt sich immer noch mehr oder weniger hungrig – und das erhöht natürlich die Neigung, sich einen Nachschlag zu besorgen.

Ernährungswissenschaftlerin Kathleen Melanson von der University of Rhode Island setzte 30 Probandinnen zweimal vor einen Berg mit Nudeln und Tomatensauce und forderte sie auf, so viel zu essen, bis sie satt seien. Das eine Mal sollten die Frauen so schnell essen wie möglich, das andere Mal sollten sie zwischen jedem Happen ihren Löffel kurz weglegen. Die Ergebnisse waren eindeutig:

- Beim Langsamessen verzehrten sie 579 Kilokalorien in 29 Minuten.
- Beim Schnellessen verzehrten die Frauen durchschnittlich 646 Kilokalorien in 9 Minuten.

»Sie aßen also in weniger als einem Drittel der Zeit 67 Kilokalorien mehr als in 29 Minuten«, bilanziert Melanson. »Wenn man das auf drei Mahlzeiten pro Tag umrechnet, kommt dabei eine beachtliche Kaloriensumme zusammen.« Nämlich mehr als 200 kcal pro Tag und mehr als 6000 kcal pro Monat. Das entspricht ungefähr dem Energiebedarf von drei Tagen. Schnellesser nehmen also monatlich drei Tagesrationen mehr zu sich als die Langsamesser.

Wie die Lebensmittelindustrie aufs Esstempo drückt

Schnell essen macht also dick. Bleibt die Frage, ob die Lebensmittelindustrie uns dazu bringen will, immer schneller zu essen. Wäre ja logisch, weil es ihren Umsatz steigern würde. Nichtsdestoweniger gibt es, wie meistens, keine eindeutige Antwort darauf. So steht bei McDonald's niemand hinter uns, der uns dazu auffordert, unseren Hamburger herunterzuschlingen und dann den Platz für nachfolgende Gäste frei zu machen. Und auch auf der Verpackung der Tiefkühl-Pizza steht nicht: »Essen Sie diese Mahlzeit so schnell wie möglich.«

Andererseits wurden genug Strategien entwickelt, die uns tatsächlich zu Schnell-Essern machen. Man nehme nur den »Drive-Through«, der es dem Kunden der Fast-Food-Ketten ermöglicht, sich sein Essen zu besorgen, ohne noch dazu das Auto verlassen zu müssen. Das spart nicht nur Zeit beim Einkauf – die »Auto-Esser« verzehren auch schneller. Erstens weil sie oft nebenbei – beim Autofahren – verzehren und dadurch weniger Kontrolle über ihre Beiß-, Schluck- und Kaubewegungen haben und zweitens, weil sie ihr Auto nicht unnötig lange mit Essensgerüchen und potenziellen Fleckenverursachern belasten wollen.

Einige Fast-Food-Anbieter, aber auch viele China-Restaurants setzen auf helles Licht und etwas zu laute Musik sowie glatte Oberflächen, die den Schall reflektieren, und kontrastierende, aggressive Farben wie Rot und Gelb. Dieses »Ambiente« hat gleich zwei Effekte, die das Esstempo beschleunigen: Einerseits nämlich, dass es nicht zu gemütlich wird, so dass wir dort nicht zu lange bleiben wollen. Als würde uns jemand durch die Blume mitteilen wollen: »Sei froh, dass es hier so preiswert ist, dafür muss es nicht auch noch gemütlich sein.« Andererseits sorgen grelle Farben und deutlich wahrnehmbare Musik dafür, dass wir alles etwas aggressiver und dadurch zügiger machen, also auch das Essen. In solchen Lokalitäten bleibt niemand lange, so dass – beispielsweise in den eng begrenzten Mittagpausen des Arbeitslebens – viele Gäste durchgeschleust werden können.

Im Supermarkt und beim Discounter sind die schnell zubereit- und essbaren Convenience-Produkte mittlerweile so postiert, dass ihr Einkauf besonders wenig Zeit kostet. Die Tiefkühl-Pizzas liegen in übersichtlichen Regalen und Fächern, während man zum Einkauf der Zutaten für eine selbstgemachte Pizza quer durch den ganzen Laden laufen muss. Die Kühltruhen mit der fertig abgepackten Wurst stehen ebenfalls *vor* der Metzgertheke, und wer keine Lust hat, sich die Einzelteile für einen eigenen Salat zusammenzuklauben, findet direkt beim Eingang der Gemüseabteilung fertig zusammengestellte Salatmischungen, fein säuberlich in Plastikschalen abgefüllt. Wohlgemerkt: Am *Eingang*, denn dem eiligen Kunden soll ja der langwierige Gang durch die Regalreihen erspart bleiben – ganz zu schweigen davon, dass ihn dieser Gang möglicherweise auf die Idee bringen könnte, sich seinen Salat doch selbst zusammenzustellen.

Generell gilt: Je weniger Aufwand ein Kunde für sein Essen investieren muss, desto schneller isst er es, weil sein Gehirn unbewusst einen Zusammenhang zwischen diesen beiden Parametern erzeugt. Im Restaurant essen wir ein Schnitzel mit Kartoffeln relativ langsam, nicht nur, weil das Ambiente gemütlich ist, sondern auch, weil wir eine gewisse Zeit darauf gewartet haben. Bei der Imbissbude essen wir es hingegen relativ schnell, nicht nur, weil es dort weniger gemütlich ist, sondern auch, weil wir nur kurz darauf gewartet haben.

Wie eng Aufwand, Esstempo und Übergewicht zusammenhängen, konnte Stanley Schachter bereits in den siebziger Jahren zeigen. Der amerikanische Psychologe lud Männer und Frauen in sein Büro, um ihnen direkt nach ihrer Ankunft mitzueilen, dass er noch etwas Wichtiges zu erledigen habe. Aber auf dem Tisch stünde eine Schale mit Mandeln, aus denen sie sich ja bedienen könnten. In der Hälfte der Fälle waren die Mandeln geschält, in der anderen Hälfte nicht.

Das Ergebnis: Die normalgewichtigen Probanden knabberten ein oder zwei Mandeln, egal, ob sie geschält waren oder nicht. Die Übergewichtigen griffen nur zu, wenn die Knabbereien geschält waren. Doch dann aßen sie gleich eine ganze Handvoll von ihnen.

Der amerikanische Ernährungs- und Marketingexperte Brian Wansink beobachtete, wer eigentlich in einem chinesischen Restaurant zu Stäbchen greift. Das Ergebnis: Bei den Normalgewichtigen waren es 26 Prozent, bei den Übergewichtigen hingegen nur 7 Prozent.

Fressfalle Nr. 4: Gib mir alles!

Wansink gelang auch der Nachweis, dass Menschen umso mehr essen, je größer der Behälter ist, in dem sich die Mahlzeit befindet. In einer Studie versorgte er die Besucher einer Matinee kostenlos mit unterschiedlich großen Popcorn-Tüten. Der Haken daran: Ihr Inhalt war nicht frisch, sondern fünf Tage alt und dementsprechend zäh und geschmacklos. Doch die Testpersonen mit den großen Tüten störte das nicht: Sie aßen 53 Prozent beziehungsweise 173 Kilokalorien mehr als diejenigen, die mit kleinen Tüten vorliebnehmen mussten. Als man sie danach fragte, ob sie sich vorstellen könnten, dass sie nur aufgrund der großen Behälter so viel gegessen hätten, antworteten die meisten von ihnen mit einem klaren Nein. Einige sagten sogar: »Unmöglich. So etwas kann mir nicht passieren.«

In anderen Studien zeigte sich, dass Kunden, die wegen Sonderangebot oder Mengenrabatt besonders große Packungen eines bestimmten Lebensmittels kauften, in der Woche nach dem Einkauf extrem viel davon verzehrten, und das unabhängig von der Haltbarkeit der betreffenden Ware. Es spielte also keine Rolle, ob sie noch in der einen Woche gegessen werden musste.

Kredenzt man einem Menschen einen Teller Suppe, der sich unauffällig – durch einen versteckten »Zufluss« – immer wieder von selbst nachfüllt, löffelt er weiter und weiter. Bis er sich am Ende das Zwei- oder sogar Dreifache der Tellerportion einverleibt hat. So groß ist sein Verlangen, den Teller leer zu essen.

All diese Beispiele zeigen: Wir haben eine starke Neigung, zur Verfügung stehende Mahlzeiten auch tatsächlich, ohne Rücksicht auf mögliche Sättigungsgefühle zu vertilgen. Es ist möglich, dass dies noch ein Erbe aus menschlichen Urzeiten ist, in denen es nur wenig Essbares, noch keine Kühlschränke zum Konservieren und dafür umso mehr Konkurrenten (wie etwa Wölfe, Bären und andere Raubtiere) um die Nahrungsressourcen gab. Damals war der einzig wirklich sichere Platz für die Nahrung somit der eigene Magen. Möglich ist aber auch, dass es lediglich ein Erbe der Nachkriegsgeneration ist, für die es geradezu ein Verbrechen war, etwas Essbares »umkommen« zu lassen.

Nicht zu vergessen ist schließlich, dass es heute politisch nicht mehr korrekt ist, Nahrungsmittel ungenutzt zu lassen. So etwas wird mittlerweile als Affront gegenüber den Hungernden dieser Welt empfunden. Eine Verwaltungsangestellte erzählte uns bei den Recherchen, dass ihr Mann ihr immer Vorwürfe mache, wenn sie im Restaurant etwas zurückgehen ließe: »Denk doch nur an die hungernden Kinder in Afrika – da könnte eines bestimmt zwei oder drei Tage von dem leben, was du in die Tonne wandern lässt.« Die Frau legte sich in den drei Jahren mit ihrem Mann 20 Kilogramm Übergewicht zu – und dachte dabei an das Elend der Dritten Welt.

Meistens gehen, wie im obigen Fall, die Initiativen zum Teller-leer-Essen und Glas-leer-Trinken vom Mann aus. »Gutes Essen hebt bei ihnen die Stimmung mehr als bei Frauen«, erklärt Epidemiologin Brigitte Seppelt, die am Deutschen Institut für Ernährungsforschung zum Thema »Gender und Ernährung« geforscht hat. »Essen als Belohnung hat bei ihnen einen höheren Stellenwert.« Sie lassen sich daher auch kulinarisch öfter verwöhnen als Frauen – und essen dabei fast immer den Teller leer. Nach dem Motto »Bloß keine Anstandsreste, denn ich habe ja teuer genug dafür bezahlt«, essen im Restaurant fast zwei Drittel der Männer alles auf, was ihnen serviert wird. Bei den Frauen machen das lediglich 47 Prozent.

Wenn jedoch Frauen zu Müttern werden, dann werden sie auch zu »Teller-leer-Putzern«. Falls nämlich die Kinder etwas im Gläschen oder auf dem bruchsicheren Kunststoffteller zurücklassen, ist Mama da und vertilgt den Rest. Und das ohne schlechtes Gewissen, denn bei der Kindernahrung achtet sie ja auf besonders gute Qualität. Außerdem ist Kindernahrung teuer, und die klamme Familienkasse verbietet es daher, den Möhrenbrei nicht komplett aus dem Gläschen zu kratzen.

All das haben Hipp und Alete vermutlich nicht im Visier, wenn sie von der überragenden Qualität ihrer Produkte schwärmen. Doch im Endeffekt sorgen diese Schwärmereien und ihre hohen Preise dafür, dass nicht nur Baby, sondern auch Mama zulangt. Dabei spielt es keine Rolle, dass in den Gläschen eigentlich nichts anderes drin ist als sterilisiertes Fertigkostessen. Denn das, was letzten Endes die meisten Kunden zum Kaufen und Leeressen verführt, ist weniger das, was sie mit dem Produkt bekommen, sondern das, was sie vom Produkt erwarten.

4. KAPITEL

Big Food is watching you:
Wie man uns zu Vielfressern macht

Anna war sauer. Sie hatte das Glas mit der Tomatensauce aus dem Regal gezogen und wollte es jetzt wieder zurückstellen, weil sie bei näherer Betrachtung der Zutatenliste auf den Namen »Natriumglutamat« gestoßen war, und das wollte sie von ihren zwei Kindern fernhalten. Doch nun war es gar nicht so einfach, das Glas wieder zurückzustellen. Denn das Regalbrett war schräg und glatt wie eine Skischanze, so dass nach Annas Eingriff die übrigen Gläser sofort nachgerutscht waren. Es war also keine Lücke mehr zum Zurückstellen da. Anna versuchte, die Gläserlawine zurückzuschieben, doch es gelang ihr nicht, weil sie nur eine Hand frei hatte und sie in der anderen das herausgezogene Saucenglas hielt. Schließlich gab die gestresste Mutter auf. Mit einem in sich hineingemurmelten: »Einmal wird Glutamat bestimmt nicht schaden, und es ist immer gut, ein Glas Spaghettisauce im Haus zu haben«, stellte sie die Sauce in ihren Einkaufskorb – und fuhr weiter. Mit einem Lebensmittel, das sie eigentlich gar nicht kaufen wollte.

Anna hat sich zweifelsohne gegen ihre eigenen Interessen und zugunsten der Interessen von Supermarkt und Lebensmittelindustrie entschieden. Wahrscheinlich wird sie die Glutamatsauce auch irgendwann den Kindern verabreichen, obwohl sie eigentlich genau das verhindern wollte. – Ärgerlich! Anna hätte das Glas jemandem vom Supermarktpersonal geben sollen. Sie hätte es auch einfach irgendwo hinstellen können. Das ist zwar politisch nicht korrekt, doch schräge Regale mit spiegelglatter Oberfläche sind politisch genauso wenig korrekt. Hakt man wegen ihnen beim Filialleiter eines Supermarkts nach, hört man in der Regel, dass man den Kunden den umständlichen Griff ins Hintere der Regale ersparen will. Doch das ist nur die halbe Wahrheit. Die andere Hälfte ist die, dass Skischanzenregale es den wohlerzogenen Kunden fast unmöglich machen, ihren ursprünglichen Kaufentschluss zu revidieren. Und das ist nur einer von zahllosen Tricks, mit denen wir Tag für Tag zur Vielfresserei erzogen werden.

Lebensmittel-Junkies

Wer raucht, der hat ein Drogenproblem. Dies würden selbst langjährige Raucher nicht ernsthaft bestreiten wollen. Denn wer einmal am Glimmstengel hängt, kommt nur schwer davon los. Der Nikotinentzug ist hart, er führt zu Entzugssymptomen wie Zittern, Nervosität, Konzentrationsstörungen und Schweißausbrüchen. Und selbst nach Jahren des Clean-Seins hat man keine Gewähr, wirklich davon losgekommen zu sein.

Die Zigarettenindustrie hat alles Erdenkliche getan, um die Suchtproblematik ihrer Kunden zu bagatellisieren, und stattdessen immer neue Menschen in die Nikotinabhängigkeit getrieben. Dabei wurden immer wieder die Grenzen der Legalität überschritten, doch das soll hier nicht weiter erläutert werden.

Nichtsdestoweniger würde kaum jemand auf die Idee kommen, die Machenschaften der Tabakindustrie mit denen der Lebensmittelindustrie vergleichen zu wollen. Doch zwei Wissenschaftler haben genau dies gemacht und dabei keine sonderlichen Unterschiede feststellen können.

Der eine ist Mickey Chopra, Medizinsoziologe an der südafrikanischen University of the Western Cape, der andere heißt Ian Darnton-Hill und arbeitet als Professor für Ernährungswissenschaften an der Columbia University in New York. Beide gelten in der Forscher-Szene keinesfalls als Quertreiber, Sonderlinge oder Exoten, und ihre Expertisen werden auch von der Weltgesundheitsorganisation geschätzt. Umso nachdenklicher stimmt es, dass sie in ihren Untersuchungen zu dem Schluss kommen, dass »die weltweite Epidemie des Übergewichts der weltweiten Epidemie des Rauchens überaus ähnlich ist«. Und dass dies wesentlich an der Lebensmittelindustrie liegt, weil sie zum Abschöpfen des Marktes ähnliche Methoden anwendet wie die Tabakindustrie.

»Wir wissen natürlich, dass Nahrung prinzipiell kein tödliches Produkt ist und man jeden Tag essen muss, weil es physiologisch notwendig ist«, erklären die beiden Forscher. »Doch die daraus entwickelte Strategie, das Problem des grassierenden Übergewichts über eine Verhaltensänderung bei den Menschen lösen zu wollen, hat sich als ineffektiv herausgestellt.« Der Grund: Eine Verhaltensänderung ist kaum möglich, weil die Lebensmittelkunden von ihren Produkten abhängig gemacht würden. Genauso, wie es seinerzeit die Tabakindustrie mit den Rauchern machte.

Was Fertig-Pizza und Zigarettenautomaten gemeinsam haben

Der Lebensmittelindustrie geht es gut. Ihr Anteil am Welthandel beträgt etwa 11 Prozent, »und damit hat sie«, wie Chopra und Darnton-Hill berechnet haben, »einen größeren Anteil als etwa das Treibstoffgeschäft«. Im Jahre 2006 erklärt die Bundesvereinigung der deutschen Ernährungsindustrie (BVE) voller Unbescheidenheit: »Mit 5900 Betrieben, mehr als einer halben Million Beschäftigten und einem Umsatz von rund 130 Milliarden Euro zählt die Ernährungsindustrie zu den wichtigsten Industriezweigen in Deutschland.« Umsatzspitzenreiter ist mit über einem Fünftel das Fleisch. Obst und Gemüse kommen nicht einmal auf 7 Prozent und liegen damit noch deutlich unter den Quoten von Süßigkeiten (9,2) und alkoholischen Getränken (9,6), die man eher zu den Genusswaren zählen muss.

Die Lebensmittelhersteller machen also nicht mit Vitaminen und Mineralien das große Geld, sondern mit tierischen Fetten, Zucker und Alkohol, die bekanntermaßen allesamt mehr oder weniger abhängig machen können. »Die Menschen ignorieren ihre Sättigungssignale, wenn sie große Mengen an Zucker und Fetten konsumieren«, warnen Chopra und Darnton-Hill. Die Dominanz dieser Stoffe in den Lebensmitteln erinnert schon an die Strategie der Zigarettenindustrie, dem Tabak diverse Chemikalien zuzumischen, um die Suchtwirkung des Nikotins zu verstärken.

Der potenzielle Suchtcharakter der modernen Lebensmittel bekommt durch den Einsatz von Geschmacksverstärkern, die vor allem in Fertigkost verarbeitet werden, noch weiteren Auftrieb (siehe Seite 133). Nicht umsonst hat »Convenience

Food«, das »bequeme Essen«, der Branche einen regelrechten Quantensprung beschert. Der Absatz tiefgefrorener Lebensmittel – sie bilden das Gros des Convenience-Sortiments – liegt hierzulande mittlerweile bei über 3 Millionen Tonnen jährlich. Die Hälfte davon wird in Privathaushalten verzehrt, der Pro-Kopf-Verzehr liegt bei 38 Kilogramm. Ein Fünftel davon landet als Fertig-Pizza auf dem Teller, was bereits deutlich macht, dass Convenience und Globalisierung des Geschmacks Hand in Hand miteinander gehen – denn Pizza gehört wahrlich nicht zu den Speisen, die man als typisch deutsch bezeichnen darf.

Wer von Fertigkost und den Umsätzen ihrer Anbieter spricht, muss auch von Großküchen und Fast Food sprechen. Denn egal, ob Döner-Bude oder McDonald's, ob Uni-Mensa oder Kantine im Finanzamt– sie alle funktionieren nur aufgrund ausgefeilter Convenience-Technik. Weswegen diese Branchen hierzulande traumhafte Umsätze und Besucherzahlen feiern. In den Kantinen werden Jahr für Jahr knapp 1,5 Milliarden Mahlzeiten ausgegeben. Bei den Fast-Food-Anbietern geht es noch lebhafter zu. Im Jahre 2005 freuten sie sich laut Berechnungen der Zentralen Preisberichtsstelle über 2,86 Milliarden Gäste, die insgesamt 13,2 Milliarden Euro für Pizzas, Burger, Nuggets und andere Schnellgerichte ausgaben.

Die Einführung des Convenience-Segments besitzt ebenfalls eigentümliche Parallelen zur Geschichte der Tabakindustrie. Nachdem 1926 der US-Amerikaner William Rowe den ersten Zigarettenautomaten erfunden hatte, erlebte das Tabakgeschäft einen enormen Aufschwung, weil man fortan den Tabak nicht mehr umständlich im Geschäft kaufen und selbst ins Papier drehen musste, sondern die vorgefertigten Kippen praktisch an jeder Straßenecke verfügbar wurden. Für die Lebensmittelbranche hatte die Einführung des Convenience-Segments ähnliche Folgen. Der Verbraucher musste fortan nicht mehr die Zutaten mühselig zusammenkaufen und zubereiten, sondern es reichte fortan, sich die Paella-Tüte in die Pfanne zu schütten, die Fertig-Pizza in den Ofen zu schieben oder seine Bestellung bei Burger King aufzugeben. Das Essen war nun jederzeit und überall verfügbar – und das ließ den Food-Konsum, ähnlich wie den Zigaretten-Konsum mit der Einführung des Automaten – explodieren.

Warum globale Küche dick macht

Chopra und Darnton-Hill fanden auch im Globalisierungsgedanken einen gemeinsamen Nenner von Tabak- und Lebensmittelindustrie. »Man sieht bei ihnen deutlich das Bemühen«, so die beiden Wissenschaftler, »die eigenen Marken weltweit zu vermarkten.« Das Ziel der Lebensmittelkonzerne lautet: Der Kunde in China soll dasselbe essen und trinken wie der Kunde in Deutschland und den USA. Dann kann man in noch größeren Massen produzieren und Produktionskosten sparen. In der Branche nennt man so etwas »Kostendegressionseffekte«.

Die regionalen Küchengewohnheiten werden dadurch natürlich in den Hintergrund gedrängt. In Japan klagen die Älteren darüber, dass ihre Kinder und Enkel keinen Grüntee mehr zubereiten könnten. In Deutschland weiß kaum noch jemand aus der Riege der unter Vierzigjährigen, wie man einen Sauerbraten schmort. Und in Mexiko trinkt man mittlerweile mehr Coca-Cola als Milch – was in dem traditionellen Rinderzuchtland noch Anfang der neunziger Jahre als unvorstellbar galt.

Es soll hier nicht darüber diskutiert werden, was dieser Verlust der regionalen Küchen für die kulturelle Vielfalt auf unserem Globus bedeutet, aber er hat vermutlich auch deutliche Auswirkungen auf unser Körpergewicht. So betont der Glandorfer Biologe Georgios Pandalis, dass der Mensch ein Nahrungsmittel umso besser verdauen kann, wenn er sich über mindestens zehn Generationen daran gewöhnen konnte, wenn er also in seiner Entwicklungsgeschichte mit ihm zusammen groß geworden ist. Dies ist beispielsweise bei der Erbsensuppe mit Speck der Fall, die schon in den Straßen des antiken Athen verkauft wurde. »An den Hamburger mit Pommes hat sich hingegen unser Organismus noch nicht hinreichend gewöhnen können«, so Pandalis, »und deswegen wird das auch nicht so gut verdaut«.

Dies könne einerseits zu Unverträglichkeiten wie etwa Durchfall und Allergien führen, andererseits aber auch zu Übergewicht. »Denn durch die ungewohnte Nahrung kommt es zu einer krankhaften Veränderung der bakteriellen Mikro-Flora im Darm«, so Pandalis, »die vom Körper mit der vermehrten Produktion von Bauchfettgewebe beantwortet wird.« Der Grund: Aus diesem Fett können dann Hormone wie die Leptine gebildet werden, die wiederum wie ein Medikament gegen die unerwünschten Darmbakterien wirken. Das zeigt einerseits, dass Fettgewebe nicht nur Nachteile haben muss, andererseits verdeutlicht es, dass man bei der Suche nach den Ursachen für Übergewicht nicht nur Kalorien zählen sollte, sondern auch die Verträglichkeit und sogar die Geschichte der Nahrungsmittel berücksichtigen muss.

Wenn aus dünnen Kindern
dicke Erwachsene werden

Zur globalen Strategie der Lebensmittelindustrie gehört auch, in den eigentlich schon mehr als gesättigten Industrienationen Appetit auf neue Speisen zu erzeugen. In den USA kommen jährlich über 11 000 neue Getränke und Speisen auf den Markt; in Deutschland schwappen pro Jahr allein 1500 neue Schokoladen und fast 600 neue Feinkostsaucen über die Konsumenten. Tyson Foods, der weltweit führende Fleischproduzent, hat etwa 4600 unterschiedliche Hühnerfleischprodukte im Programm. Viele davon werden auch in Deutschland verkauft – denn in den USA finden sage und schreibe 25 Prozent der weltweiten Hühnerfleischproduktion statt, in allen EU-Ländern zusammen sind es gerade einmal 14 Prozent.

Die neue bunte Welt der Lebensmittel hat sich in den letzten Jahren vor allem in den sogenannten Schwellenländern ausgebreitet, und das hat geradezu katastrophale Auswirkungen. Denn dort, also in Indien, China und dem Nahen Osten, toben Übergewicht und Diabetes mittlerweile noch stärker als in den klassischen Wohlstandsregionen wie Europa und den USA. Als Erklärung für dieses Phänomen vermuten Wissenschaftler die »fetale Programmierung«. Entdeckt wurde sie in den neunziger Jahren vom englischen Mediziner David Barker. Demnach tritt Diabetes besonders in sozial schwachen Gegenden auf, in denen einige Jahrzehnte zuvor viele Säuglinge mit Untergewicht zur Welt gekommen sind. In Holland etwa grassierte Anfang 1945 eine Hungersnot, in deren Folge zahlreiche unternährte Babys zur Welt kamen – und genau diese Kinder waren es, die später als Erwachsene übergewichtig sowie zucker- und herzkrank wurden. Barkers Vermutung: Die Mangelernährung programmiert bereits den Fötus im Bauch der Mutter auf ein späteres Leben als Diabetiker und Herzpatient. »Ein untergewichtiges Baby hat ein um 15-fach gesteigertes Risiko, später zuckerkrank zu werden«, warnt Barker.

Physiologisch lässt sich die »fetale Programmierung« dadurch erklären, dass es in der Entwicklung des Fötus sensible Phasen gibt, in denen die Stoffwechselfunktionen justiert werden. Leidet nun die werdende Mutter unter Mangelernährung, »erlernt« der Fötus frühzeitig, möglichst viele Energien aus dem kargen Nahrungsangebot zu ziehen. Eine durchaus sinnvolle Strategie, um das Überleben zu sichern. Allerdings wird sie auch nach der Geburt beibehalten, selbst dann, wenn mittlerweile ein Überangebot an Nahrungsmitteln herrscht. Sie manifestiert sich physiologisch als eine Resistenz des Körpers gegenüber Insulin, jenem Hormon, das für die Kontrolle des Blutzuckerspiegels zuständig ist. Am Ende steigt der Blutzuckerspiegel steil nach oben, der Mensch erkrankt an Diabetes und meistens auch an Übergewicht. Es ist also vermutlich der Wechsel vom Mangel zum Überfluss, der die Menschen in den Schwellenländern dick und zuckerkrank macht.

Bloß keine Kritik!

Tabak- und Lebensmittelindustrie ähneln sich auch darin, dass sie Kritiker als Ignoranten und Ewig-Nörgler anprangern oder sogar offen diffamieren. So beklagt der amerikanische McDonald's-Kritiker Eric Schlosser, dass er bei Radiosendern und Schulen angeschwärzt wurde: »Man sagte, ich sei eine ungeeignete Persönlichkeit, um mit Kindern zu diskutieren.« Auf seinen Lesungen wurden »von wildfremden Leuten« Flugblätter verteilt, in denen ihm unterstellt wurde, ein Drogenverführer, Sozialist und Ausländerfeind zu sein.

Aber die Lebensmittelindustrie versteht sich auch auf die subtilen Formen der Kriegsführung, wie etwa auf die Lobby-Arbeit, um in Regierungskreisen Einfluss zu bekommen. Allein in Brüssel und Berlin wird die Zahl der Lobbyisten auf jeweils 20 000 geschätzt. Wie viele davon aus der Lebensmittelbranche stammen, lässt sich nur schwer schätzen. Doch die Welt der Nahrungsmittel ist bunt und vielfältig, weswegen es auch zahlreiche Interessenvertretungen aus diesem Bereich gibt. Von übergeordneten Gruppierungen wie dem Deutschen Bauernverband bis zu Spezialistenvereinen wie der Arbeitsgemeinschaft Deutscher Rübenbauernverbände.

Eine andere Taktik besteht darin, hochkarätige Wissenschaftler vor den Karren zu spannen. So betont der »Arbeitskreis Jodmangel« fast litaneihaft, dass man weiter an der ausreichenden Jodversorgung der Bevölkerung arbeiten müsse. Man sei ihr zwar seit der Einführung von jodiertem Speisesalz in den letzten Jahren deutlich näher gekommen, doch es gelte, »diese erzielten Erfolge nachhaltig zu sichern und weiter auszubauen«. Erst wenn in etwa drei Viertel aller industriell oder gewerblich hergestellten Lebensmittel Jodsalz verwendet würde, könne von einer ausreichenden Versorgung der Gesamtbevölkerung ausgegangen werden. Das klingt seriös und durchdacht, und es sitzen auch hochkarätige Mediziner und Ernährungsexperten im »Arbeitskreis Jodmangel«. Er wird jedoch, laut eigenen Angaben, »durch pharmazeutische Hersteller und Unternehmen der deutschen Salzindustrie« unterstützt, was auch deutlich macht, dass Pharma- und Lebensmittelindustrie gerade im Zeitalter von Functional Food immer enger zusammenrücken. Es liegt zudem auf der Hand, dass dort nirgendwo thematisiert wird, wie der übermäßige Salzgehalt von Lebensmitteln speziell Kinder zum starken Softdrink-Konsum bringt (Siehe Seite 116, »Soft kommt oft«). Vielmehr wird Jodsalz geradezu als funktionales Lebensmittel und wichtige Mineralienquelle propagiert. Dadurch plagt den Konsumenten kein schlechtes Gewissen, wenn er im Heißhunger auf Salziges eine komplette Dose Erdnüsse isst und sich dabei nicht nur diverse Kalorien, sondern auch den Kochsalzbedarf des ganzen Tages einverleibt.

Die Centrale Marketing-Gesellschaft der Deutschen Agrarwirtschaft, die CMA, publiziert immer wieder Zeitschriften mit Fachartikeln, die vor allem den Medien als Informationsquelle dienen sollen. Das Übergewicht wird dort ebenfalls thematisiert und auch, dass man es durch »die Senkung der mittleren Energiedichte der Nahrung« bekämpfen könne. Das entspricht durchaus dem ernährungswissenschaftlichen Konsens. Nichtsdestoweniger drückt die deutsche Agrarindustrie immer höhere Energiedichten in den Lebensmittelmarkt. So produziert sie Jahr für Jahr mehr als 7 Millionen Tonnen Fleisch, im Jahr 2007 wurde bei den Schweinen mit 53 Millionen Tieren ein neuer Schlachtrekord erzielt. Die deutsche Zuckerproduktion liegt bei über 4 Millionen Tonnen pro Jahr, was für ein Land ohne Zuckerrohr und große Anbauflächen für Zuckerrüben eine echte Spitzenleistung ist. Und an den Light-Produkten, die trotz ihres Namens nur so vor geballter Energie strotzen, haben die Agrarproduzenten als Rohstofflieferanten ebenfalls großen Anteil. Doch diese Widersprüche werden in den Broschüren nicht erklärt.

Vom Informationskreis Mundhygiene und Ernährungsverhalten (IME) erfährt man, dass Zucker bei der Entstehung von Übergewicht keine entscheidende Rolle spielt und Kakao karieshemmend ist. Wissenschaftliche Studien dazu werden gleich mitgeliefert. Was allerdings nicht erwähnt wird. Kaum ein Mensch verputzt puren Kakao, sondern wohl eher Vollmilchschokolade und Schoko-Drinks, in denen sich auch noch reichlich Zucker und Fette befinden. Laut eigenen Angaben gehören dem IME »führende Verbände der deutschen, schweizerischen und österreichischen Lebensmittelwirtschaft an«.

Warum Lebensmittelwerbung auf Kinder zielt

In ihren Werbeaktivitäten übertrifft die Lebensmittelindustrie sogar die Zigarettenhersteller. »Allein in den USA gibt die Lebensmittelindustrie über 30 Milliarden Dollar für Werbemaßnahmen aus«, betonen Chopra und Darnton-Hill. Doch diese Investitionen lohnen sich. Der Markenname Coca-Cola war fünf Jahre nach seiner Einführung in China bereits 65 Prozent der dortigen Bevölkerung bekannt, heute gibt es dort außer einigen Bauern in Gegenden mit schlechter Infrastruktur wohl niemanden mehr, der den Namen nicht in einem Atemzug mit McDonald's nennen könnte. Auf ihrer Homepage betont die Coca-Cola GmbH voller Stolz, dass ihre Hauptmarke »heute zu den wertvollsten Marken der Welt gehört und nach ›okay‹ der am meisten verstandene Begriff ist«.

In Deutschland gibt allein der Lebensmitteleinzelhandel fast eine Milliarde Euro für Werbung aus, und die Hersteller stehen da in nichts nach. So investieren die Brauereien fast 300

Millionen und die Süßwarenindustrie über 600 Millionen Euro nur für TV-Werbung. Als der Gießener Ernährungspsychologe Jörg Diehl die TV-Spots der großen deutschen Privatsender unter die Lupe nahm, entdeckte er, dass über die Hälfte von ihnen für Nahrungsmittel wirbt. Im Verlauf von Kindersendungen ist ihr Anteil noch mal deutlich höher. Ein Kind, das am Samstag einen Privatsender guckt, wird mit bis zu 20 Lebensmittelwerbungen pro Stunde berieselt. Die Clips handeln meistens von Süßwaren. Denn Kinder geben 36 Prozent ihres stetig steigenden Taschengeldes für Süßes aus – und das weiß auch die Lebensmittelindustrie.

Zudem lohnt sich die gezielte Ansprache der Kinder für die Lebensmittelindustrie auch deswegen, weil sie das Einkaufsverhalten ihrer Eltern beeinflussen. »Sind erst mal die Neugier und das Interesse an einem Produkt geweckt, verfolgen Kinder meist sehr konsequent das Ziel, das Produkt entweder selbst oder durch Überzeugungsarbeit über die Mutter zu erwerben«, erklärt die Münchner Ökotrophologin Iris Edelmann. Als man Mütter und Kinder im Alter von drei bis zwölf Jahren beim Einkaufen von Frühstücksflocken beobachtete, stellte sich heraus, dass zwei Drittel der Kinder dabei die Initiative ergriffen. In 63 Prozent der Fälle hatten sie dabei Erfolg, und die Mutter kam ihren Forderungen nach.

In einer Studie der Iowa University zeigte sich, dass Erwachsene mit Kindern besonders viele fett- und kalorienreiche Mahlzeiten auf dem Tisch haben. »Im Vergleich zu Erwachsenen in kinderlosen Haushalten essen sie täglich 4,9 Gramm Fett mehr«, erklärt Studienleiterin Helena Laroche. In ihren Kühlschränken lauerten extrem viele Fett- und Kalorienbomben wie Eiscreme, Pizza und salzige Knabbereien, was ein deutlicher

Hinweis darauf sei, dass sie sich bei ihrem Lebensmitteleinkauf stark von ihren Kindern beeinflussen ließen. Und sei es auch nur indirekt, weil sie glaubten, dass Kinder eben am liebsten Fast Food auf dem Teller hätten.

Wehrlos ausgeliefert

Immerhin könnten sich die Eltern eigentlich gegen die Manipulationen ihrer Kinder zur Wehr setzen. Doch wie sollen sich Kinder gegen die Manipulationen der Lebensmittelwerbung wehren? Von den Vier- bis Sechsjährigen können 38 Prozent nicht zwischen Werbung und Fernsehprogramm unterscheiden. Und diejenigen, die den Unterschied begriffen haben, geben kreative Vermutungen für die Werbeunterbrechungen an. Zum Beispiel, dass die Zuschauer dann auf Toilette oder die Schauspieler auch mal eine Pause machen könnten oder der Film gerissen sei.

Mit der Einschulung begreifen dann zwar die meisten Kinder, was der Sinn von Werbung ist, doch es stört sie nicht weiter. So hat Psychologe Diehl seinen eigenen Sohn gefragt, ob er eigentlich wisse, was die Lebensmittelwerbung von ihm will. Die Antwort: »Ich soll das essen.« Daraufhin der Vater: »Ist das schlimm?« – »Nee.« Sein Sohn wäre ganz froh gewesen, so Diehl, »dass er Hinweise bekam, was er essen soll und was nicht«.

In einer Umfrage mit 1430 Schülern ermittelte der Ernährungspsychologe, dass Lebensmittelwerbung bei Kindern deutlich beliebter ist als Werbe-Clips mit anderen Inhalten. »Sie sind ihr grundsätzlich positiv gesinnt«, so Diehl. Es darf daher nicht wundern, dass Lebensmittelwerbung für Kinder besonders erfolgreich ist. »Etwa 35 Prozent der Kinder wissen«, so Diehl, »dass Haribo froh macht«. Der Anteil derjenigen, denen Kitkat, Nutella, Snickers, Hanuta und Mars unbekannt ist, liegt unter 1 Prozent.

Insgesamt essen Kinder mit hohem Fernsehkonsum mehr Süßwaren und andere kalorienreiche Speisen als andere, auch haben sie öfter Übergewicht. Dies kann allerdings auch daran liegen, dass sich Fernsehkinder weniger bewegen und insgesamt einen ungesünderen Lebensstil pflegen. Streng wissenschaftlich ist also noch nicht geklärt, ob Lebensmittelwerbung die Kinder zum Essen kalorienreicher Speisen animiert und dadurch dick macht, doch es spricht einiges dafür. »Denn es wäre ja verwunderlich«, resümiert Diehl, »wenn die Lebensmittelindustrie viel Geld für Werbung ausgibt, wenn diese völlig ineffektiv wäre«.

Die Supermarkt-Fallen

Das letzte Glied in der Manipulation der Lebensmittelkunden ist schließlich der Einzelhandel, in dem die Produkte verkauft werden. Moderne Discounter und Supermärkte werden von Psychologen, Marketing-Experten und Designern bis zum Letzten geplant, nichts wird dem Zufall überlassen. Die Verkaufsexperten wissen um die Instinkte, Wahrnehmungsmuster und Wünsche des Kunden und nutzen sie gezielt aus, um ihn zu unkontrollierten und ungeplanten Einkäufen zu bewegen – mit Erfolg. Markterhebungen zeigen, dass etwa 60 Prozent der Einkäufe im Supermarkt eigentlich nicht geplant sind, sondern spontan getätigt werden.

Nervende Verkäufer spielen dabei heute keine sonderliche Rolle mehr, denn gerade am Personal wird im Einzelhandel kräftig gespart. Das ist einerseits ganz angenehm, andererseits hatte man früher als Kunde gegenüber den Verkäufern noch eine gewisse Chance zur Gegenwehr. Bei den heutigen Methoden der Manipulation ist das jedoch nicht so einfach. Sie laufen so sublim und versteckt ab, dass wir oft erst merken, wie wir manipuliert wurden, wenn wir an der Kasse vorbei sind und den Inhalt unseres prall gefüllten Einkaufskorbes bezahlt haben.

Hier die wichtigsten Einkaufsfallen, denen man sich beim Lebensmitteleinkauf im Einzelhandel ausgesetzt sieht:

Tempo raus! Bei vielen Supermärkten befindet sich die Obst- und Gemüseabteilung mit ihren vielen Regalen direkt hinter dem Eingang, um frühzeitig das Tempo aus dem Schritt des Kunden herauszunehmen. Danach muss er sich durch enge Gänge zwängen, und die Produkte sind so postiert, dass man schon für einen Kleineinkauf durch den ganzen Laden marschieren muss. All das sorgt dafür, dass der Kunde länger im Geschäft bleibt – und wer länger bleibt, packt mehr Einkäufe in den Korb.

Kombiniere! Die Spaghetti stehen neben den Fertigsaucen, der Wein neben der Käsetheke und das Bier neben den Kartoffelchips. Die Supermärkte wissen, was wir gerne miteinander kombinieren, und stellen diese Produkte daher in unmittelbarer Nähe auf. Dadurch reichen uns schon zwei schnelle Handgriffe, und wir haben 5000 Kilokalorien im Korb.

Alles rückt nach! Schiefe Regale mit glatten Oberflächen sorgen dafür, dass nach der Entnahme eines Artikels direkt die anderen nachrutschen und wir unseren Kaufentschluss nicht ohne weiteres rückgängig machen können.

Sonderangebote und Mengenrabatte. Die Klassiker in der Verkaufsförderung. Gibt man dem Kunden das Gefühl, dass er ein Schnäppchen vor sich hat, langt er zu. Auf diese Weise landet dann auch schon mal eine Palette Joghurt im Korb, obwohl man die bis zum Ablauf des Verfallsdatums eigentlich gar nicht aufessen kann. Es sei denn, man isst mehr davon als sonst. Aber das ist ja erst recht im Sinne des Handels – und schlecht für unser Körpergewicht.

Ambiente! Karge weiße Wände gehören zumindest in den Supermärkten und Lebensmittelabteilungen der Kaufhäuser der Vergangenheit an. Fototapeten mit Eiswürfeln wecken in der Spirituosenabteilung die Vorfreude auf kühle Drinks, die Weinregale aus Holz sollen auf edle Tropfen schließen lassen, pastellfarbene Wände in der Backwarenabteilung geben selbst Billigbroten ein geschmackvolles Aussehen.

Musik 2, 3, 4! In Supermärkten und Kaufhäusern wird man oft mit Musik beschallt. Es ist freilich kein Zufall, was da aus den Lautsprechern kommt: Morgens gibt es Schlager und Swing-Musik für die Rentner und Hausfrauen, am späten Nachmittag und Abend etwas Poppiges oder sogar Rockiges für die Jugendlichen, Studenten und Berufstätigen. Dies erhöht den Wohlfühlfaktor, und wer sich wohl fühlt, kauft mehr. Ob allerdings Shanty-Musik zum Einkauf von Matjes und Schuhplattler zum Einkauf von Bier und Bratwurst anregt, ist offen.

Düfte. Sie spielen gerade im Lebensmittelsegment eine große Rolle. Zimt- und Nelkengerüche locken zu den Weihnachtsartikeln, während Basilikum und Oregano der Pasta-Abteilung den verkaufsfördernden Touch verleihen. Bei Fleisch und Fisch sorgen Zitronen- oder Jasminaromen dafür, dass uns nicht der fiese Geruch von Schlachthöfen oder Fischmehllagern in die

Nase steigt. Wenigstens ist in Deutschland die gezielte Verbrauchertäuschung per Duft verboten, man darf also über dem Erdbeerregal keine künstlichen Erdbeeraromen verbreiten.

Kids go shopping. Mini-Einkaufswagen und Wagen in Form von Autos, in die sie selbständig ein- und aussteigen können, sollen schon die Kinder dazu animieren, beherzt in die Regale zu greifen. Es versteht sich von selbst, dass typische Kinder-Produkte wie Bonbons, Schoko-Eier, bunte Joghurts und Kinder-Snacks auf Griffhöhe stehen.

5. KAPITEL

Weichmacher aus der Schummeltüte:
Wie Food-Verpackung uns dick macht

Ampel oder nicht Ampel? Das ist hier die Frage. Im Heimatland von Shakespeare fand man darauf eine klare Antwort. Seit 2006 werden in England Lebensmittelverpackungen mit den Ampelfarben gekennzeichnet. Hohe Fett-, Salz- oder Zuckerwerte bekommen ein Rot, während Grün für entsprechend niedrige Werte steht und Gelb den Bereich zwischen den beiden Farben kennzeichnet. Die Ampelkennzeichnung beruht auf Freiwilligkeit der Hersteller, ist also noch nicht Pflicht. Doch 2008 war sie auf der Insel bereits auf über 10 000 Lebensmittelverpackungen zu sehen.

Die britischen Erfahrungen mit der Ampelkennzeichnung sind durchweg positiv. Laut Verbraucherumfragen wird sie im Vergleich zu anderen Kennzeichnungsformen von 90 Prozent der Konsumenten als leicht und schnell verständlich bewertet. Das gesetzte Ziel wurde damit erreicht. Zudem hat sich seit der Einführung der Lebensmittelampel nicht nur das Konsumentenverhalten geändert. Auch die Hersteller zeigen sich plötzlich imstande, ihre Mahlzeiten kalorienärmer zu gestalten und ihre Rezepturen auf weniger Kochsalz, Fette und Einfachzucker umzustellen.

Aber England ist nicht Deutschland, und hierzulande hält man es eben weniger mit Shakespeare als mit Kurt Tucholsky: »Auch wenn ein Deutscher nichts hat, Bedenken hat er.« Möglich und sogar wahrscheinlich, dass hinter den meisten Bedenken die Lebensmittelindustrie steckt. Tatsache ist jedenfalls, dass die Ampel auf den Food-Verpackungen hierzulande noch nicht da ist. Der aktuelle Stand: Sie soll kommen. Irgendwann einmal, und dann auch erst einmal auf freiwilliger Basis. Für Verbraucherschützer sind solche Ankündigungen unakzeptabel. »Das Ampelsystem ist nur sinnvoll, wenn es ausnahmslos für alle Lebensmittel eingesetzt wird«, warnt Matthias Wolfschmidt von der Verbraucherorganisation Foodwatch. Seine Forderung: Das Verbraucherministerium solle sich in Brüssel für eine verpflichtende farbliche Nährwertkennzeichnung mit einer festen Bezugsgröße wie etwa 50 oder 100 Gramm einsetzen. »Nur dann können Verbraucher unterschiedliche Produkte wirklich vergleichen.«

Immerhin beschloss 2006 der europäische Lebensmittelverband CIAA eine Kennzeichnung, worin vermerkt wird, wie groß der Anteil der üblichen Portion eines bestimmten Lebensmittels am täglichen Kalorienbedarf ist. So hat beispielsweise ein Mars-Riegel von 54 Gramm 246 Kilokalorien, was ungefähr 12 Prozent des energetischen Tagesbedarfs einer Durchschnittsfrau entspricht. Solche Informationen sollen demnächst auf allen verpackten Lebensmitteln stehen, so der CIAA. Für Wolfschmidt sind diese Ankündigungen jedoch nichts anderes als eine »Vorwärtsverteidigungsstrategie« der Branche, um die ungeliebte Ampel zu verhindern. Denn Kinder könnten mit den abstrakten Rechenmodellen auf der Verpackung nur wenig anfangen, während die Ampelfarben für sie leicht nachvollziehbar wären.

Darüber hinaus mag ja für einen Mars-Riegel feststehen, was eine Portion ist. Für viele andere Produkte des Convenience-Food ist das jedoch nicht so – und das wird von einigen Herstellern zu teilweise perfiden Schummeleien genutzt.

Im Frühjahr 2008 veröffentlichte die Verbraucherzentrale Hamburg eine Untersuchung zur Aussagekraft der Angaben, die auf den Lebensmittelverpackungen zu lesen sind. Das Fazit der Studie lautete: Die Kalorienangaben beziehen sich oftmals auf völlig unrealistische Kleinportionen, mit denen der tatsächliche Kaloriengehalt schöngerechnet wird. Die Käufer werden in dem Glauben gelassen, dass Süßigkeiten, Kartoffelchips oder Fertiggerichte keinen nennenswerten Beitrag zum täglichen Kalorienkonto leisten.

Ein Beispiel: Die Schoko-Ostereier »For Kids« der Marke Favorina. Sie werden bei Lidl in 180-Gramm-Packungen verkauft. Die vom Hersteller aufgedruckten Nährwerte beziehen sich dagegen auf eine Portion von zehn Gramm – das ist genau ein Ei. »Doch welches Kind belässt es schon bei einem Ei?«, fragen die Verbraucherschützer. Man müsse vielmehr davon ausgehen, dass viele Kinder gleich mehrere Eier oder sogar die halbe Packung leer essen würden.

Mindestens genauso heimtückisch ist, dass man als Richtwert für den täglichen Kalorienbedarf die Zahlen einer erwachsenen Frau heranzieht – obwohl das Produkt »For Kids« heißt und eindeutig auf Kinder abzielt. Dadurch kann man den Anteil am Gesamttagesbedarf auf 3 Prozent schönrechnen. Bei einem siebenjährigen Mädchen deckt jedoch ein Schoko-Ei bereits 4 Prozent des Kalorienbedarfs, und wenn es fünf davon isst, was beileibe kein Problem sein sollte, hat es schon ein sattes Fünftel seiner täglichen Kalorienration intus.

Bei den Choco Crossies von Nestlé beziehen sich die Nährwertangaben auf vier Crossies zu insgesamt 20 Gramm, und bei den »Schokotatzen« von Rewe sogar nur auf eine einsame Acht-Gramm-Tatze, mit der allein sich wohl kaum jemand zufriedengibt, wenn die Packung erst einmal angebrochen ist. »Solche unsinnigen Angaben helfen nicht, Lebensmittel mit hohen Fett- oder Zuckeranteilen zu erkennen«, kommentiert Lebensmittelchemiker Armin Valet von der Verbraucherzentrale Hamburg. Durch die angegebenen Portionsgrößen komme es vielmehr zu einem »Verniedlichungseffekt«, der manche Kalorienbombe wie ein Light-Produkt aussehen lassen würde.

Tatsächlich enthalten 100 Gramm »For Kids« 34 Gramm Fett und 56 Gramm Zucker. Ihr Fettanteil ist also höher als beim Schweinebauch (33,5 g) und ihr Zuckeranteil höher als bei einer Moccacremetorte (55,7 g). Auf der Ampel hätte es für diesen Wert ein dickes Rot gegeben.

Die Macht der Farben

Unabhängig von ihren Nährwertangaben sind sich Marketing-Experten darüber einig, dass den Verpackungen eine Schlüsselrolle im Lebensmittelverkauf zukommt. Denn in der Auswahl unserer Speisen und Getränke artikulieren wir unser Lebensgefühl, und das will auch durch die Verpackung angesprochen werden: Wer beim Essen und Trinken etwa das Exotische sucht, will schon auf der Verpackung entsprechende Hinweise darauf sehen. Dies wissen die Lebensmittelhersteller, weswegen sie die aktuellen Trends des Lifestyles akribisch im Auge behalten. Da kann es dann auch mal passieren, dass ein bewährtes Produkt sukzessive seinen Namen ändert. So etablierte Mars seinen Schokoriegel »Raider« in Deutschland, Österreich und der Schweiz schon 1991 unter dem neuen Namen »Twix«, während man sich in den skandinavischen Ländern erst neun Jahre später dazu entschloss. Offenbar konnte man dort noch eine Weile mit der Umtaufe warten, weil die Heimat der Wikinger keine Probleme mit einem Schokoriegel namens Raider hatte – einem Begriff, den man am besten mit »Räuber« oder »Plünderer« übersetzt.

Im Verpackungsdesign der Lebensmittel spielen »tiefenpsychologische Reize« wie die Farben ebenfalls eine große Rolle. Kinder etwa haben als Lieblingsfarbe meistens Rot, weswegen viele der für sie zugeschnittenen Lebensmittel genau diese Färbung zeigen, wie etwa Fruchtgummis, Salzstangen, Überraschungseier oder die Milchschnitte. Aber auch Erwachsene lassen sich durch rote Lebensmittelverpackungen zum Zugreifen verführen. »Denn im Lebensmittelbereich steht diese Farbe für reife Früchte, Süße und Genuss«, erklärt die Ökotrophologin Manon Pacyna.

Grün verweist hingegen eher auf Kräuter oder aber auf leicht säuerliche Früchte, weswegen man es vor allem auf den Verpackungen von TK-Gemüse, Kräuterkäse und sauren Obstlimonaden findet. Wenn die ökologische Herkunft eines Produkts betont werden soll, kommt ebenfalls Grün ins Spiel, dann kann sogar schon einmal ein Tetra-Pack mit Milch ein dezentes Grün bekommen.

Blau findet man vor allem auf Verpackungen für Fischprodukte (wegen dem Bezug zum Meer) und Milch (wegen dem

Bezug zur Frische). Kinder finden diese Farbe gut, weil sie für Action, Spaß und Coolness steht. Viele ihrer Idole haben kräftig rote und blaue Elemente in ihrem Outfit, man denke nur an Superman, Spiderman oder auch, für die ganz Kleinen, Bob der Baumeister.

Die Macht der Größe

»Aus Großpackungen nehmen wir mehr, egal, um welches Produkt es sich handelt«, erklärt der amerikanische Marketing-Experte Brian Wansink. Zusammen mit seinen Mitarbeitern hat er 47 Erzeugnisse vom Hundefutter über Pflanzendünger bis zur Wurst in unterschiedlichen Packungsgrößen darauf untersucht, wie weit sie den Menschen zum Verbrauch anregen. »Bei allen wurde umso mehr verbraucht, je größer die Packung war – mit einer einzigen Ausnahme: flüssiges Bleichmittel.«

Warum nun essen oder portionieren wir aus großen Packungen automatisch mehr? Die Antwort: Weil die Verpackung uns eine Verzehrsnorm vorgibt und uns suggeriert, wie viel normal ist. Und eine große Packung signalisiert eben, dass es typisch und angemessen ist, mehr zu servieren als aus einer kleineren.

Die Lebensmittelindustrie setzt schon lange auf die suggestive Kraft der Packungsgröße. So beobachteten Wissenschaftler der University of Carolina für die USA zwischen den Jahren 1977 und 1996 einen permanenten Anstieg der Portionsgrößen beim Convenience-Food. Ihr Kaloriengehalt stieg damit bei den Knabberartikeln von 132 auf 225, bei den Softdrinks von 144 auf 193 und bei Cheeseburgern von 397 auf 533 Kilokalorien. Insgesamt wuchsen die Energiewerte um bis zu 70 Prozent.

Das psychisch Fatale ist, dass die Konsumenten die neuen Großportionen mittlerweile als normal empfinden. Wissenschaftler der Rutgers University in New Jersey haben im Jahre 2006 die veränderte Mengenwahrnehmung beim Essen mit 177 Testpersonen untersucht. Sie wählten dazu einen Versuch, der bereits 20 Jahre zuvor durchgeführt wurde. Damals wie heute sollten sich die Probanden an einem Büffet selbst bedienen und dabei von jedem gewählten Lebensmittel so viel nehmen, wie sie als normale Portion empfanden. Das Ergebnis: Die Testpersonen von heute langten deutlich mehr zu als die von damals. Bei den Cornflakes waren es 20, bei der Milch zum Müsli 30 und beim Orangensaft 40 Prozent mehr als früher. Insgesamt luden sie sich beim Frühstücksbüffet 55 Prozent und beim Mittagessen sogar 70 Prozent mehr auf die Teller, als von Ernährungswissenschaftlern für diese Mahlzeiten empfohlen wird. »Wir müssen wieder zu normalen Portionsgrößen zurückkehren«, warnt Studienleiterin Jaime Schwartz, »und wieder mehr auf unseren Bauch und weniger auf unsere Augen achten, wenn wir entscheiden, wie viel wir auf den Teller schaufeln.«

In Deutschland grassiert »Super-Sizing« zwar weniger exzessiv als in den USA, doch der Trend dazu ist auch hier deutlich zu sehen. »Es setzt sich durch, dem Kunden immer größere Portionen für sein Geld anzubieten, beispielsweise für 10 Prozent mehr Geld 30 Prozent mehr Kalorien«, berichtet der Göttinger Ernährungsmediziner Thomas Ellrott. Durch den Film *Super Size Me* von Morgan Spurlock sei in dieser Hinsicht vor allem McDonald's in den Fokus gerückt, doch der Trend zu immer größeren Portionen gelte auch für andere Fast-Food-Ketten sowie für Supermärkte und Discounter.

Burger King brachte zur Fußball-Europameisterschaft 2008

extra einen Six-Pack aus jeweils zwei Cheeseburgern, Hot Chilis und BBQ-Bacons in seine Restaurants – für 4,29 Euro, und für 5,99 gab es noch Softdrink und Fritten dazu. Die Kalorienmenge dieser Burger-Tüte reichte für eine halbe Fußballmannschaft. Doch Burger King hielt diese Option in seiner Werbebotschaft ausdrücklich offen. Die Beef-Burger seien optimal »vor, während und nach dem Spiel – allein oder zum Teilen«.

Viel heiße Luft

Nicht immer ist freilich in den größeren Verpackungen auch tatsächlich mehr drin. Als im Jahre 2007 die Verbraucherzentrale Hamburg zusammen mit der Eichdirektion Nord bei 37 Produkten das Verhältnis von Verpackungsgröße und -inhalt nachmessen ließ, fand man 21 Mogelpackungen, in denen mehr als 30 Prozent Luft steckte. In einer Packung mit Schokokaffeebohnen fand man sogar sage und schreibe 61 Prozent Luft, und in einer Tüte mit Jägersaucenpulver waren es 60 Prozent.

Die Beteuerung der Hersteller, die Luftpolster seien »technisch bedingt«, um beispielsweise die Ware zu schonen, hält Silke Schwartau von der Verbraucherzentrale Hamburg wiederum für »heiße Luft«. Die Lebensmittelindustrie sehe in der Verpackungsgestaltung vielmehr ein wichtiges Marketinginstrument, denn die Größe habe einen entscheidenden Einfluss auf das Kaufverhalten. »Von manchen Herstellern wird so viel Luft wie möglich eingepackt, damit die Verbraucher mehr Inhalt vermuten«, reklamiert Schwartau.

Bei vielen Großverpackungen handelt es sich also eher um abgebrühte Verbrauchertäuschungen als um echte Schnäppchen. Noch heimtückischer ist aber, dass es für die Entwicklung von Übergewicht eigentlich egal ist ob in den großen Tüten und Kartons wirklich viel drin ist oder nicht. Entscheidend ist allein ihr »Super-Size-Format«, denn das reicht bereits aus, damit der Konsument mehr von ihrem Inhalt verzehrt.

Hormone aus der Packung

Es kommt hinzu, dass auch die Stoffe, aus denen die Verpackungen der Burger, Pasta-Gerichte und Salatsaucen zusammengesetzt werden, unser Ernährungsverhalten beeinflussen. Die Rede ist von hormonähnlichen Substanzen, die still und heimlich über das Essen in den Körper gelangen und dort ihr Unwesen treiben. Sie sind aber vor allem unheimlich, weil sie möglicherweise dick machen, wie US-Wissenschaftler jetzt vermuten.

Die Stoffe, die aus den Verpackungen ins Essen übergehen, zählen zu den »endocrine disruptors« oder »endokrinen Disruptoren«. Das sind chemische Verbindungen, die Veränderungen im hormonellen System des gesunden Körpers hervorrufen können und dadurch entweder auf den Organismus selbst oder auch auf die Nachkommen einen gesundheitlichen Einfluss ausüben. Weil Hormone an der Regulation von Hunger und Sättigung beteiligt sind, liege die Hypothese nahe, dass hormonähnliche Verbindungen aus der Nahrung, die das hormonelle System beeinflussen, auch Einfluss auf die Appetit-Signalkette nehmen, erklärt Thomas Göen von Institut und Poliklinik für Arbeits-, Sozial- und Umweltmedizin der Universität Erlangen-Nürnberg, der sich mit diesen Stoffen beschäftigt.

Hormone sind die eigentlichen Manager im Körper. Sie regulieren Hunger und Sättigung, Wachsein und Schlafen, Fortpflanzung und Geburt und viele andere Dinge des täglichen Lebens mehr. »Endocrine disruptors«, die mit der Nahrung in den Körper gelangen, können nun möglicherweise das fein ausgeklügelte Hormonsystem, das für die Satt-Regulation zuständig ist, so durcheinanderbringen, dass die Menschen keine natürliche Sättigung mehr empfinden, somit zu viel essen und dick und dicker werden.

Weichmacher – harte Dinger

Die Substanzen, um die es geht, werden umgangssprachlich auch als »Weichmacher« bezeichnet. Das klingt irgendwie kuschelig, soft und beruhigend. Ist es aber nicht. Die Bezeichnung rührt daher, dass sie dazu in der Lage sind, Kunststoffe biegsam, geschmeidig und elastisch, eben weich zu machen. Sie stecken darum in Fußbodenbelägen aus PVC, in medizinischen Schläuchen, Handschuhen aus Kunststoff, Kinderplanschbecken, Kontaktlinsen, Rohren und Kabeln, Teppichböden, Wandbelägen, Farben und Lacken und wirken auch als Trägersubstanzen für Wirkstoffe in Arzneimitteln, Deos, Parfums und Körperpflegemitteln. Und sie sind in Verpackungen für Lebensmittel gang und gäbe: in Tüten und Folien für Wurst und Käse, Dichtungen von Bierflaschen und in Twist-off-Gläsern für Salatsauce oder Pesto und sogar in Babygläschen.

Doch weil Weichmacher nicht fest in den Kunststoff eingebunden sind und somit leicht durch Fettstoffe oder Flüssigkeiten herausgelöst werden, können sie aus der Verpackung ins Rotkohlglas, in die Salatsauce oder in den Käse übergehen. Rund 1000 verschiedene Weichmacher sind bekannt. Am besten sind Verbindungen aus der Gruppe der sogenannten Phthalate untersucht, zu der Stoffe mit so sperrigen Bezeichnungen wie Di-n-butylphthalat (DBP), Diethylhexylphthalat (DEHP), Diisononylphthalat (DINP) und Diisodecylphthalat (DIDP) zählen.

Belastung zu 90 Prozent aus dem Essen

Jedes fünfte Lebensmittel enthält mehr DIBP oder DBP, als der vom Bundesinstitut für Risikobewertung in Berlin empfohlene Wert für die Migration in die Nahrung erlaubt, ergab die Untersuchung von 58 Lebensmittelproben. Darum verwundert auch folgendes Ergebnis nicht: Bei fast jedem Erwachsenen finden sich Rückstände des Phthalates DEHP im Urin, berichtete Thoma Göen auf einer Presseveranstaltung zum Thema Weichmacher. Die an seinem Institut gemessenen Werte waren teils so hoch, dass sie die Grenze dessen überschritten, was als tägliche Belastung allgemein toleriert wird. Fazit: Die Belastung der Allgemeinbevölkerung könne nicht als unbedenklich angesehen werden.

Kinder haben einen besonders intensiven Kontakt zur Plastikwelt, sei es durch Kinderspielzeug, Fußbodenbeläge oder Bekleidung. Bei ihnen ließen sich nach dem *Kinder-Umwelt-Survey* des Umweltbundesamts in Dessau, der die Schadstoffbelastung der Jüngsten überprüfte, sogar in allen (!) Urinproben Phthalate nachweisen. Der Haupteintragspfad für Plastikstoffe ist bei ihnen aber nicht das Spielzeugauto oder Muttis Gummisandale, an der der Nachwuchs nuckelt, sondern die Belastung stammt zu rund 90 Prozent aus der Nahrung. Das zeigt eine im *Journal of Exposure Analysis and Environmental Epidemiology* 2001 veröffentlichte Studie.

Da schrillen die Alarmglocken – auch bei den hiesigen Behörden. »Die gesundheitlich unbedenkliche Aufnahmemenge pro Tag kann überschritten werden«, teilte das Bundesinstitut für Risikobewertung allerdings erst 2005 mit, also 4 Jahre nach Veröffentlichung der brisanten Daten von 2001. Es hatte eine Berechnung aufgestellt, in der Phthalatrückstände in Lebensmitteln wie Pesto, Pastasaucen, Dressings und in Öl eingelegtes Gemüse in Gläsern mit kunststoffhaltigen Twist-off-Deckeln in Bezug zur täglichen Zufuhr an diesen Lebensmitteln gesetzt wurden. Ergebnis: Beim Weichmacher DEHP kann es zu einer 2,5- bis 4,8-fachen Überschreitung der Werte für die täglich tolerierte Verzehrsmenge kommen. Daraufhin wurde die Richtlinie 2007/19/EG erlassen. Sie beinhaltet ein Verbot für fünf Weichmacher in Deckeldichtungen von Einmalverpackungen und Babygläschen. Dazu zählen DEHP, BBP, DBP, DINP und DIDP. Das ist gut, doch die Substanzen sind weiterhin als Hilfsstoffe bei der Phthalatherstellung erlaubt, wenn auch in viel geringeren Mengen. Aber es ist ebenfalls die Frage, ob die inzwischen gebräuchlichen Ersatzstoffe auf der Basis von Sojaöl wie zum Beispiel ESBO (das steht für epoxidiertes Sojaöl) keine negativen Nebenwirkungen haben. Aber auch, ob sie Gläser und Flaschen ebenso gut dicht halten und somit den Inhalt vor Verderb schützen können.

Störungen im Hirn

Dass Weichmacher im Tierversuch zu Missbildungen an den Fortpflanzungsorganen führen, Nieren und Augen schädigen, Unfruchtbarkeit, ein zu geringes Geburtsgewicht und auch eine Abnahme der Spermienzahl bei Männern verursachen, diese unschönen Erkenntnisse sind schon lange bekannt. Es ist aber neu, dass sie wahrscheinlich eine wichtige Rolle bei der Entstehung von Übergewicht und Fettsucht spielen. Um zu verstehen, welche Rolle sie innehaben, muss ein Blick auf den Forschungsansatz des Lübecker Mediziners Achim Peters geworfen werden. Nach seiner Theorie liegen die Ursachen für Übergewicht nicht einfach in Trägheit und Völlerei, sondern beruhen auf einer Störung des Gehirns (siehe Seite 163, »Süßstoffe«). Die übliche Regulation von Hunger und Sättigung, die zum Ziel hat, das Gehirn mit ausreichend Glukose zu versorgen, damit es seinen Aufgaben nachkommen kann, sei bei fettleibigen Menschen gestört. Statt sich aus dem Energievorrat in Muskulatur und Fettgewebe oder aus der Nahrung zu bedienen, ordert es immer mehr Energie, mehr, als benötigt wird, und welches darum als Speckschicht an Bauch und Hüften angelagert wird. Die Ursachen für die Störung sind ganz unterschiedlich. Sie reichen von Tumoren im Gehirn über Stress bis hin zu besagten »endocrine disruptors«, zu denen die Weichmacher zählen.

Die Bedeutung der Weichmacher beim Dickwerden zeigen gleich mehrere Studien, die im Jahr 2007 vorgestellt wurden. Eine hat der Mediziner Richard Steinhult von der Universität von Rochester durchgeführt. Er hatte bei einer Untersuchung mit 1451 Männern herausgefunden, dass die Herren mit den höchsten Phthalatwerten im Urin um den Bauch herum dicker und moppeliger waren und außerdem eine sogenannte Insulinresistenz aufwiesen. Sie führt zum Diabetes, der besser unter dem Namen Zuckerkrankheit bekannt ist. Zugleich waren die Werte an Testosteron, dem Männlichkeitshormon, erniedrigt. Das Hormon spielt nicht nur beim Sexualverhalten eine Rolle, sondern wirkt auch auf die Sättigung. Steinhult vermutet nun, dass durch die Anwesenheit der Phthalate weniger Testosteron gebildet wird, was wiederum den Fettwanst nährt.

Wie Verpackungschemie dick macht

»Die wachsende Zahl übergewichtiger Menschen in den Industrienationen hat nicht allein etwas mit persönlichem Fehlverhalten der Betroffenen zu tun, sondern ist vielmehr eine zivilisatorische, durch Chemikalien ausgelöste Vergiftungserscheinung,«, lautete auch die Botschaft des Neurobiologen Frederick vom Saal von der Universität von Missouri im Februar 2007 anlässlich der Jahrestagung der Amerikanischen Gesellschaft zur Förderung der Wissenschaften in San Francisco. Welche Chemikalien er als Verursacher dicker Bäuche sieht, stellte er dort vor. Als Hauptschuldigen machte er die Substanz Bisphenol A, kurz BPA, aus. Sie ist Hauptbestandteil des Kunststoffs Polycarbonat, aus dem Lebensmittelverpackungen, Beschichtungen für Konserven- und Getränkedosen und auch Babyfläschchen gefertigt sind. Von der Chemikalie werden in der EU jährlich satte 600 000 Tonnen produziert.

Der Stoff wird durch saure Flüssigkeiten oder beim Erwärmen des Babyfläschchen herausgelöst, gerät so in Speisen und

Getränke und irgendwann in den Körper. Schon 93 Prozent der Bevölkerung zeigen eine Belastung mit BPA im Urin, ergab die *National Health and Nutrition Examinations Survey,* kurz NHANES-Studie, für die 2517 Personen untersucht wurden. Menschen, bei denen häufig Essen aus Dosen und Tüten auf den Tisch kommt, sind am stärksten gefährdet. Und das sind diejenigen, die wenig Geld in der Tasche haben und darum oft Fast Food essen. Eine 2008 veröffentlichte US-Studie ergab, dass Menschen mit einem Jahreseinkommen unter 20 000 US-Dollar höhere Pegel an Phthalaten zeigen als Besserverdienende.

Im Körper kann BPA ähnlich wie das Hormon Östrogen wirken. Östrogen ist nicht nur das weibliche Sexualhormon, das Fruchtbarkeit und Sexualität steuert. Frauen, die mit einem hohen Östrogenpegel ausgestattet sind, haben eher mit dem Gewicht zu kämpfen als diejenigen, die einen eher niedrigen Spiegel zeigen. Östrogene sorgen dafür, dass überschüssiges Fett zügig im Bindegewebe eingebaut wird. Zugleich hindert das Hormon den Körper daran, Fett abzubauen. Das ist in gewisser Weise zwar sinnvoll, da die Fettschicht im Falle einer Schwangerschaft und beim späteren Stillen sowie bei Krankheit dafür sorgen soll, dass die Energiedepots gefüllt sind. Das Hamstern von Kalorien im Übermaß ist damit, biologisch gesehen, aber nicht gemeint.

Vom Saal fand im Rahmen einer Studie heraus, dass Frauen, die viel Bisphenol A im Blut haben, im Schnitt schwerer sind als diejenigen mit niedrigen Werten. Auch die Kinder von stark belasteten Frauen seien dicker als die, die kaum belastet sind. Das sei erst einmal eine beobachtete Vermutung und kein Beweis fürs Dickwerden, kommentiert zwar Achim Peters von der Universität Lübeck die Erkenntnisse seines US-Kollegen, und auch vom Saal kann den Zusammenhang nicht bis ins Detail beweisen – doch vieles deutet darauf hin.

Aus Tierversuchen ist bekannt, dass Mäuse ordentlich an Gewicht zulegen, wenn man sie mit BPA füttert. Es konnte auch gezeigt werden, dass die Plastikchemikalie den Stoffwechsel des Nachwuchses in bestimmten Phasen der Schwangerschaft neu programmieren kann, indem sie auf die Gene einwirkt. Dadurch wird die Anzahl der Fettzellen und ihr Wachstum nach der Geburt beeinflusst. Vor allem, wenn Versuchsmäuse als Fötus mit BPA in Kontakt kamen, nahmen sie später mehr zu als Tiere, die davon verschont blieben, berichtet die Biologin Retha Newbold vom National Institute for Environmental Health Sciences. Ihr Institut rät darum dazu, den Verzehr von Essen aus Plastikverpackungen strikt zu reduzieren. Auch sollte man für die Mikrowelle Glas statt Kunststoffgefäße verwenden. Babymilch sollte in Fläschchen aus Glas hergestellt werden oder in Plastikflaschen ohne BPA (sie tragen den Hinweis »bfree« und sind hierzulande beim Versand www.dicker-bauchladen. de erhältlich).

Alles paletti mit BPA – meinen die Behörden

Derweil wird hierzulande keine Gefahr durch Babyfläschchen und andere Plastikgegenstände und Verpackungen gesehen. »Die amtliche Lebensmittelüberwachung hat bei stichprobenartigen Untersuchungen im Inhalt haushaltsüblich erwärmter Babyfläschchen kein Bisphenol nachweisen können«, heißt es aus dem Bundesinstitut für Risikobewertung in Berlin. Eine Gesundheitsgefahr bestehe für Babys nicht, weshalb die Berliner Behörde auch nicht zum Verzicht der Plastiknuckler raten möchte. Begründung: Die in Deutschland angebotenen Flaschen dürfen nur so viel BPA in die Babynahrung abgeben, dass die Aufnahme nicht größer ist, als der TDI erlaubt. Der TDI ist der Wert für die täglich duldbare Aufnahmemenge eines Menschen.

Prima! – Doch so einfach ist das nicht, denn erstens ernähren sich Kinder nicht nur aus Flaschen, sondern der nachmittägliche Babybrei wird auch mal in der Plastikdose zum Babytreff transportiert oder der Inhalt des Gläschens im Kunststoff-Mikrowellengeschirr erhitzt. Zweitens zieht die Lebensmittelüberwachung eben nur Stichproben, hat ihre Augen also nicht überall. Und drittens ist das mit dem TDI-Wert so eine Sache …

Anfang 2007 wurde der Wert für die täglich akzeptierte Menge EU-weit erhöht. Von dem vorläufigen, ursprünglichen Wert von 10 Mikrogramm pro Kilo Körpergewicht wurde er auf nun 50 Mikrogramm angehoben. Wie das? Die Lebensmittelbehörde EFSA in Parma hatte BPA einer erneuten Bewertung unterzogen, nachdem verschiedene Studien zu widersprüchlichen Aussagen in Bezug auf die Hormonaktivität gekommen waren. Einige hatten bei Versuchstieren schon in geringen Dosen eine Wirkung gezeigt, andere nicht. Das Heraufsetzen des Wertes begründete die Behörde nun damit, dass eine aktuelle Studie eindeutig zeige, dass die östrogen-wirksame Substanz beim Menschen anders wirke als bei Nagetieren, mit denen die meisten Versuche gemacht worden waren. So würde BPA vom Menschen schneller verstoffwechselt, verbleibe damit viel kürzer im Körper und werde rasch wieder ausgeschieden, wodurch die die östrogene Wirkung auf den Menschen sehr gering sei. Laut der neuen Studie seien bei Mengen bis zu 50 Mikrogramm pro

Kilogramm Körpergewicht keine schädigenden Wirkungen an Mäusen und deren Nachkommen über zwei Generationen gefunden worden.

Studie unfertig, Bewertung klar

Das klingt beruhigend – und ist doch fragwürdig. Denn ob es bei der Urteilsfindung der EFSA ganz lupenrein zugegangen ist, darf in Frage gestellt werden. So veröffentlichte die Lebensmittelbehörde ihre neue Empfehlung zu einem Zeitpunkt, zu dem die maßgebliche neue Studie noch gar nicht veröffentlicht war. Dies erfolgte erst mehr als ein Jahr später, nämlich am 29. April 2008. Dass man nicht veröffentlichte Daten zur Bewertung heranziehe, sei gängige Praxis, sagte eine EFSA-Sprecherin gegenüber der *Süddeutschen Zeitung*. Das kann man vielleicht noch verstehen, denn bis wissenschaftliche Daten nachvollziehbar aufbereitet und in einer Fachzeitschrift publiziert werden, kann einige Zeit vergehen. Weitere Nachforschungen der *Süddeutschen* ergaben allerdings, dass die Bewertung des Risikos von BPA zum Zeitpunkt der EFSA-Verlautbarung noch gar nicht abgeschlossen gewesen sei. Das heißt, es wurde bereits ein neuer Grenzwert postuliert, obwohl die wissenschaftlichen Arbeiten noch gar nicht beendet waren. Völlig unseriös lässt das Prozedere aber erscheinen, dass der Geldgeber für die Studie nicht etwa die Europäische Union war, wie man meinen könnte. Es stehen vielmehr eine Reihe von Mitarbeitern von Industrieunternehmen in der Autorenliste der Veröffentlichung. Dazu zählen Bayer Material Science, Bayer Healthcare, Sabic Innovative Plastics, The Dow Chemical Co und das American

Chemistry Council – allesamt Firmen aus dem Plastik- und Pharmabereich.

Überhaupt scheint die Meinungsfindung in Sachen Bisphenol A – anders als der durchsichtige Plastikstoff selbst – in der Vergangenheit ausgesprochen undurchsichtig. Das machte Frederick vom Saal, einer der federführenden Kritiker von BPA, auf besagter Jahrestagung öffentlich. Er hatte alle Studien ausgewertet, die die möglichen Wirkungen von niedrigen BPA-Konzentrationen auf die Gesundheit zum Thema hatten. 153 dieser Arbeiten entdeckten negative Effekte durch den Stoff schon im Niedrigdosisbereich, nur 14 Studien fanden keine unerwünschten Nebenwirkungen. All diese Arbeiten waren durch öffentliche Mittel finanziert worden, berichtet die *Süddeutsche*. Alle 13 Studien jedoch, die in BPA keine Gefahr sahen, wurden durch Chemieunternehmen gesponsert.

In Kanada wurde der Import und Verkauf von Babyfläschchen aus BPA derweil ganz verboten. Die dortige Gesundheitsbehörde proklamierte BPA Mitte 2008 offiziell als »gefährliche Substanz«.

6. KAPITEL

Fast-Food-Pädagogik:
Warum McDonald's die bessere Mutter ist

Man kann sich schon denken, warum in den USA mittlerweile spezielle Autos für Übergewichtige konstruiert werden. Als die fünfköpfige Familie ausstieg, federte ihr Wagen direkt um einige Zentimeter nach oben, denn die Stoßdämpfer hatten nun ungefähr 400 Kilogramm weniger zu tragen.

Man marschierte weiter zum Eingang von McDonald's in Bremen-Habenhausen, wo noch fünf Minuten über die Speisewünsche der einzelnen Familienmitglieder diskutiert wurde. Schließlich stellte sich die Mutter an den Tresen, um die Bestellung aufzugeben. Das Ergebnis waren zwei prall gefüllte Tabletts, auf denen die Boxen mit den Chicken McNuggets, Burgern und Pommes aufeinandergetürmt werden mussten, weil die großen Cola- und Limobehälter so viel Platz für sich beanspruchten. Mutter war stolz, das sah man. Denn sie hatte es durch geschickte Zusammenstellung der Menüs geschafft, den Preis auf unter 25 Euro zu drücken. Und dafür hatte sie reichlich Kalorien für ihre Familie besorgen können.

Der etwa fünfzehnjährige Sohn aß einen Big Mac mit Pommes und Ketchup. Dazu gab es noch eine große Cola. Machte alles in allem fast 1200 Kilokalorien. Seine beiden jüngeren Schwestern wurden sparsamer bedacht. Sie hatten kein eigenes Menü, sondern teilten sich eine 20er Portion Chicken McNuggets, eine große Portion Pommes und eine große Cola.

Für jede einzelne bedeutete das etwa 800 Kilokalorien. Aber die machten offenbar nicht satt, weswegen es danach noch einen Schoko-Milchshake von jeweils 430 Kilokalorien gab. Und damit wurde schließlich doch noch die 1200er-Marke geknackt. Bei einer Körpergröße von geschätzten 1,50 Metern und einem Gewicht von etwa 50 Kilogramm hatten die beiden Mädchen also bereits ihre Energieration für den Tag gedeckt – und man durfte davon ausgehen, dass es trotz des Ausflugs zu McDonald's auch noch Frühstück und Abendbrot zu Hause gab.

Bleibt die Frage, ob diese Familie eine Ausnahme im Alltagsgeschäft von McDonald's ist. Die Antwort ist ein klares Nein. Denn Familien gehören zur Hauptzielgruppe der Fast-Food-Kette, und ihnen werden hauptsächlich kalorienreiche Menüs und Softdrinks verkauft. Dafür muss die andere Frage, ob es denn schlimm sei, wenn man sich ein- bis zweimal pro Woche solche Kalorienorgien erlaubt, mit einem klaren Ja beantwortet werden. Denn wer an ein oder zwei Tagen die empfohlene Energieration um mehrere hundert Kalorien übertrifft, kommt, sofern er sich sonst bedarfsgerecht ernährt, auf die Woche umgerechnet immerhin noch auf einen zweistelligen Kilokalorienüberhang. Der reicht laut wissenschaftlichen Berechnungen aus, um Woche für Woche ein paar Gramm und schließlich von Jahr zu Jahr ein paar Kilogramm zuzunehmen.

Ein Forscherteam vom Children's Hospital in Boston beobachtete 15 Jahre lang das Ernährungsverhalten, die Blutzuckerwerte und die Gewichtsentwicklungen von 3000 erwachsenen Männern und Frauen. Demnach reicht es schon aus, zweimal pro Woche bei McDonalds und Co. einzukehren, um am Ende durchschnittlich 4,5 Kilogramm mehr draufzuhaben als jemand, der seltener Fast Food konsumiert. Das Risiko für eine Insulinresistenz, der Vorform von Diabetes, ist doppelt so hoch.

Arm macht dick

Der geschilderten Familie sah man an, dass sie finanziell nicht auf Rosen gebettet war. Für McDonald's ist das nicht ungewöhnlich, denn dort bekommt man viel Essen und Trinken für wenig Geld. Ganz zu schweigen davon, dass die Fast-Food-Kette, wie wir später noch ausführlich erläutern werden, sich auf die Wertewelt der einkommensschwächeren Massen einzupendeln versteht. »Der typische Gast eines Fast-Food-Lokals ist kein BMW- oder Range-Rover-Fahrer, der auf Spesenrechnung isst«, erläutert Eric Haviland, Experte für Marktstrategien beim amerikanischen Fast-Food-Anbieter Taco John's International, »sondern eher jemand, der ein paar Dollar in der Tasche hat und dafür so viel ordentliches Essen möchte wie nur möglich«. Eine einleuchtende Theorie, weswegen Taco Bell, einer der Konkurrenten von Taco John's, sein kalorienreduziertes Border-Light-Menü von der Speisekarte strich und stattdessen den Werbeslogan »Feel Full« (»Fühl dich voll!«) einführte. Die einkommensschwachen Massen lassen sich eben am besten überzeugen, wenn man ihnen einen prallvollen Bauch für wenig Geld verspricht.

Von daher darf es nicht wundern, dass auch das Übergewicht unserer McDonald's-Familie für ihren sozialen Status nicht ungewöhnlich ist. Denn die Zeiten, als arme Menschen aufgrund von Nahrungsmangel dünn waren und mit den finanziellen

Möglichkeiten auch die Körpermasse zulegte, sind vorbei. Das gilt allenfalls noch für Länder der sogenannten Dritten Welt, nicht aber für die modernen Überflussgesellschaften. Hier zeigt der Trend nämlich in die entgegengesetzte Richtung.

Zahlreiche Studien bestätigen, dass Übergewicht umso häufiger und ausgeprägter zu finden ist, je niedriger ein Mensch sozial eingeordnet ist. Und das beginnt schon im Kindesalter. »Im Verhältnis zur höchsten sozialen Gruppe«, berichtet Manfred Müller von der Arbeitsgruppe Humanernährung, Universität Kiel, »sind Kinder aus der schwächsten sozialen Gruppe dreimal so häufig übergewichtig.« Wobei sich der soziale Status vor allem nach dem Bildungsstand und dem Einkommen der Eltern richtet. Dicke Kinder stammen überdurchschnittlich oft aus Familien, in denen Geld knapp ist und die Eltern einen niedrigen oder sogar gar keinen Schulabschluss haben. Ein Zusammenhang, der naheliegt. Denn wer wenig gelernt hat, weiß auch nur wenig über den Wert von Bewegung und gesunder Ernährung.

Die begrenzten Geldreserven der unteren Gesellschaften verführen dazu, beim Essen mehr auf Masse als auf Klasse zu schauen. Lebensmittelindustrie, Fast-Food-Unternehmen und Einzelhandel wissen das schon längst und locken seit langem ihre finanziell klammen Kunden mit Mengenrabatten, Supersize-Menüs und Sonderangeboten. Und die schlagen dankbar zu – mit der Folge, dass sie mehr essen, als ihnen guttut.

Von mindestens ebenso großer Bedeutung ist aber auch, dass man im Sozialwohnungsbau deutlich länger vor dem Fernseher sitzt als im Villenviertel. Unter den Migrantenkindern etwa sitzen 40 Prozent mehr als drei Stunden am Tag vor der Glotze. Das ist verheerend. Nicht nur, weil man sich beim TV-Konsum kaum bewegt und oft zu kalorienreichen Naschereien greift. Wer ständig Fernsehen guckt, wird zudem häufiger von Werbung für Nahrungsmittel berieselt als andere. Und es sind ja nicht etwa Gurken, Möhren und Bananen, die im Fernsehen beworben werden, sondern Kalorienbomben wie Milchschnitte, Tütensuppen und Fertig-Pizzas. Ganz abgesehen davon, dass die großen Fast-Food-Anbieter massiv im Fernsehen vertreten sind. McDonald's produzierte sogar eine Zeitlang eine eigene Kinderserie fürs Fernsehen.

Mac ist immer und überall

Werbung und allgegenwärtige Präsenz gehören zu den Hauptgründen für den Erfolg der globalen Food-Unternehmen. Dies gilt für Coca-Cola und Pepsi-Cola genauso wie für Burger King und McDonald's. Fährt man beispielsweise auf der A1 von Bremen nach Osnabrück, so gibt es dort keine Abfahrt, an der nicht einer der beiden Fast-Food-Riesen sein Lager aufgeschlagen hätte. An anderen Autobahnen sieht es ähnlich aus. Die Innenstädte und Einkaufsflächen am Stadtrand sind ebenfalls fest in der Hand von McDonald's, Burger King, Subway und Pizza Hut, Bahnhöfe und Flughäfen sowieso. Wer als Tourist nach München oder Berlin fährt, wird eher auf die Werbehinweise eines Fast-Food-Anbieters treffen (»Hungrig?«, »Biss gleich!«, »Halt durch!«) als auf Schilder, die zum Deutschen Museum oder zum Zoo führen.

Allein McDonald's hat in Deutschland über 1300 Restaurants. Wie überhaupt der Bundesbürger zu den verlässlichsten Kunden der Fast-Food-Kette gehört. 2007 kauften hierzulande

927 Millionen Menschen beim Laden mit dem großen M. Das sind im Durchschnitt über 2,5 Millionen Gäste pro Tag! Aus all diesen Zahlen geht eindeutig hervor: McDonalds's spielt in der deutschen Ernährungslandschaft alles andere als eine Nebenrolle. Wer über Übergewicht in Deutschland reden will, muss auch über dieses Fast-Food-Unternehmen sprechen.

Pubertieren unter dem großen M

Wie in anderen Ländern, so investiert auch die deutsche McDonald's-Abteilung Millionenbeträge, um sich vor allem zwei Zielgruppen zu sichern: Familien und Jugendliche. In der Werbung bemüht man sich, spritziger und witziger als andere zu sein, man sucht die Nähe von Stars aus Sport, Film und Musik. Jugendliche werden nicht nur abgefüttert, sie sollen die mit lärmenden Fernsehern ausgerüsteten Fast-Food-Niederlassungen auch als Start- und Treffpunkt für ihre nächtlichen Streifzüge nutzen. Nach dem Motto: Erst zu McDonald's, dort vergnügt man sich mit TV, Handy, Pommes, Cola und SMS, und dann geht's weiter auf die Piste und zur nächsten Party. Auf dem Weg holt man sich gleich noch ein paar Alkopops oder Energy-Drinks von der Tankstelle – dass man auf solch einer Tour nicht unbedingt schlank wird, liegt auf der Hand.

McDonald's schafft es immer wieder, sich auf die aktuellen Gesinnungen und Wertvorstellungen der Kinder einzustellen. »Es macht eine wesentliche Stärke dieses Unternehmens aus, dass seine Marke nicht nur für bestimmte Nahrungsmittelangebote steht, sondern ebenso für ein ideologisches Angebot«, erläutert die österreichische Psychologin und Marketing-Expertin

Helene Karmasin. »McDonald's verkörpert auch eine Weltsicht, die sich ihren Fans und Konsumenten auf der ganzen Welt mitteilt.« Wobei diese Weltsicht nicht nur darin besteht, dass man immer voll im Trend ist oder sogar Trends setzen kann. McDonald's hat auch eine kulinarische Ikone geschaffen, den Big Mac, der überall auf der Welt in gleichem Aussehen und gleicher Qualität angeboten wird. Dadurch ist er ein Signal der Stabilität in einer Welt des Wandels, die gerade auf Jugendliche oft bedrohlich wirkt.

Nicht zu vergessen ist schließlich, dass McDonald's den Jugendlichen hilft, die Welt ihrer Eltern hinter sich zu lassen. »Für Jugendliche ist der Big Mac eine Speise, die sie als charakteristisch für ihre Altersgruppe empfinden«, erklärt Karmasin, »und McDonald's ist oft das erste Lokal, das sie selbständig aufsuchen, in dem sie ihre Freunde treffen und sich von den Erwachsenen abgrenzen können«. Was sollen sie auch sonst machen? Ihre Eltern sind überfordert und im Dauerstress, die Schulen müssen ihren Lehrplan durchziehen, Jugendclubs werden dichtgemacht, und den Sportvereinen und Kirchen fehlen Personal und Argumente, um Jugendliche langfristig an sich zu binden. Also übernimmt McDonald's die Rolle des Pubertätsbegleiters. Und das macht er so, wie er seinen Big Mac verkauft: zweckmäßig, sicher, effizient, sauber, jung, demokratisch, egalitär, leicht zu handhaben und ohne moralischen Zeigefinger. Genauso stellt sich ein Jugendlicher einen vertrauenswürdigen Wegbegleiter vor.

Ein Hort der Familie

McDonald's hat es zudem verstanden, sich im kinderfeindlichen Deutschland die Loyalität der Eltern zu sichern. Selbst fast-food-kritische Mamas und Papas werden dort immer wieder gesichtet. Die Gründe dafür sind vielfältig.

Erstens isst man Hamburger und Pommes mit den Fingern. Das besitzt speziell für kleinere Kinder ein geringeres »Unfallrisiko« als der Umgang mit Messer und Gabel. Zweitens sind Fast-Food-Ketten generell preiswerter als ihre konventionellen Konkurrenten, weil sie ihre Produkte in gigantischen Mengen produzieren und dadurch beim Einkauf der Rohstoffe und der Herstellung große Summen sparen können. Dies entlastet die knappen Familienbudgets. Drittens, McDonald's reklamiert für sich, dass ihm Familie und Gemeinschaft, letztendlich die globale Gemeinschaft wichtig sind. Man denke nur an die Werbespots mit dem Beatles-Song »Come Together« im Hintergrund, in denen beispielsweise ein italienisches Mädchen, ein mexikanischer Junge und russische Soldaten auf dem Roten Platz einen Hamburger verdrücken. Und ist Ihnen schon einmal aufgefallen, dass die Familien, die in den Werbespots von McDonald's auftreten, in der Regel mutterlos sind? Für Psychologin Karmasin kann dies nur eine Botschaft haben: Dass sich nämlich McDonald's an die Stelle der Mutter gesetzt hat »und damit eine Idee propagiert, die Feministinnen eigentlich begrüßen müssten: Wenn sich Frauen nicht mehr über ihre Rolle als Ernährerin der Familie definieren wollen, kann eine industrielle Instanz an ihre Stelle treten«. So wird aus dem Fast-Food-Riesen ein Kämpfer für Emanzipation und modernes Familienverständnis – so etwas nennt man geschickte Imagepflege.

Nicht zu vergessen ist schließlich, dass Eltern mit ihren lärmenden Kindern in anderen Restaurants damit rechnen müssen, des Saales verwiesen oder zumindest mit strengen Blicken abgestraft zu werden. Unter dem großen M finden sie ihre Ruhe. Dort gibt es Wasserschüsseln für den Familienhund, und große Spielflächen sorgen dafür, dass die Kids beschäftigt sind. Außerdem gibt es spezielle Spaßangebote für die Kids, von der Geburtstagsfeier über Fußballturniere und Gameboy-Festivals bis zum Kinder-Menü, dem ein »Gimmick« in Form von einer Plastikfigur, Wasserpistole oder Ähnlichem mitgegeben wird. Kaum ein Kind, das seine Eltern nicht schon wegen einem dieser Gimmicks genervt hätte. In der Marketingbranche wird das übrigens »Quengelfaktor« genannt – und er spielt bei der Kaufentscheidung der Eltern insgesamt eine milliardenschwere Rolle.

Unter dem großen M schmeckt alles

Wie früh im Leben man bereits auf McDonald's geeicht wird, zeigt eine Studie der kalifornischen Stanford University. Die Forscher baten 63 Kinder im Alter von drei bis fünf Jahren zum Essen. Auf dem Speiseplan standen fünf Gänge: Hamburger, Chicken McNuggets, Pommes – allesamt bei McDonald's eingekauft – sowie fettarme Milch und niedliche Babykarotten. Von jedem dieser Gänge wurden zwei gleich große Portionen kredenzt, nur dass die eine in neutralen Behältern und die andere in Verpackungen mit dem berühmten M angeboten wurde. Firmentypische Kindersymbole wie etwa der Clown Ronald McDonald waren nicht zu sehen, um wirklich nur die

Wirkung der Marke auf die jungen Tester zu überprüfen. Die Kids sollten dann von den einzelnen Gängen probieren und angeben, wie sie ihnen geschmeckt haben.

Das Ergebnis war eindeutig: Die Mini-Gourmets bewerteten Speisen aus den McDonald's-Behältern erheblich positiver als die aus den neutralen Verpackungen. »Sogar bei den Karotten war das so, obwohl die gar nicht im Angebot von McDonald's sind«, betont Studienleiter Thomas Robinson. Den größten Geschmacksunterschied fand der Kindergaumen jedoch bei den Pommes: Rund 77 Prozent der Kids fanden sie aus der M-Tüte besonders lecker, bei den Konkurrenten aus der neutralen Verpackung empfanden dies hingegen nur 13 Prozent. Das ist, in Anbetracht der Tatsache, dass sich in beiden Tüten völlig identische Pommes befanden, ein gewaltiger Unterschied.

Bemerkenswert sind auch andere Befunde der Stanford Studie. So ermittelten die Forscher, dass sich vor allem jene Kinder vom M-Logo manipulieren ließen, die häufiger TV guckten als andere. Das ist die logische Konsequenz aus der Tatsache, dass McDonald's im Fernsehen nicht nur besonders oft, sondern auch besonders kindorientiert wirbt. In Deutschland verpflichtete man 2007 den bekannten Showmaster Kai Pflaume, und zwar, wie es aus der Marketing-Abteilung des Hauses heißt, »als Botschafter und Werbepartner in den Bereichen Family-, Kids- und Sportkommunikation«. Was sich konkret darin niederschlägt, dass der gebürtige Hallenser im Fernsehen mit Kindern über die Vorzüge der McDonald's-Kost plaudert, was durchaus sinnvoll ist. »Denn als Familienvater steht Kai Pflaume wie kein anderer für einen glaubwürdigen Umgang mit Familien und Kindern«, so die Marketing-Abteilung.

Deutschlands Top-Model Heidi Klum stand neben ihren

Werbeverpflichtungen für den Süßwarenhersteller Katjes ebenfalls in Diensten des großen M. Als Laufstegschönheit, Mutter und Ehefrau eines britischen Popstars in Personalunion genießt auch sie große Akzeptanz bei Kindern und Jugendlichen. In Dänemark, Finnland und den Niederlanden dürfen hingegen Figuren und Moderatoren aus Kindersendungen keine Werbung mehr machen. Das ist schon mal ein Schritt in Richtung Kinderschutz. Allerdings ist es nicht der Weisheit letzter Schluss. Denn *Germany's next Topmodel*, *Die Comedy-Falle* oder UEFA-Cup-Spiele zählen nicht zu den klassischen Kindersendungen – auch wenn sie Kinder und Jugendliche millionenfach an den Fernseher locken.

Auch gesundes Fast Food macht dick

Mittlerweile haben sich in Deutschland einige Gegenbewegungen zu McDonald's gegründet. Überall zwischen Flensburg und Konstanz erheben sich mahnende Zeigefinger, die vor den üblen Folgen der Fast-Food-Küche warnen. McDonald's reagierte und nahm Speisen mit gesundem Touch ins Sortiment, wie etwa Salate und Obstjoghurts, oder aber einen fettreduzierten Gyros-Pita-Verschnitt, der serviert wurde, als in Athen die Olympischen Spiele stattfanden. Aktuelle Renner sind die »Chicken Wraps«: dünnwandige Weizen-Tortillas mit Hühnerfisch und Salatbeilage. Sie strotzen regelrecht vor Gesundheit! Was allerdings der Kunde meistens nicht weiß, ist, dass ein Wrap 400 Kilokalorien und mehr enthält. Und was er meistens erst weiß, wenn er einen davon gegessen hat: Diese Fleisch-Rollen im »Light-Format« machen nicht satt, weswegen man meis

-tens eine nachschieben oder für eine adäquate Ergänzung in Form von Pommes oder Schoko-Milchshake sorgen muss. Die 1200-er-Kaloriengrenze ist dann schon wieder in Sichtweite.

Überhaupt sollte man sich von der Vorstellung verabschieden, dass gesunde Kost nicht dick machen kann. Denn das ist nichts anderes als eine verhängnisvolle Mischung aus Selbstbetrug und Vorurteilen. »In den USA steigt die Zahl der Konsumenten, die sich gesund ernähren wollen, jährlich um etwa 6 Prozent«, erklärt der französische Marketingforscher Pierre Chandon, »und trotzdem gibt es dort immer mehr Übergewichtige«. Auch Fast-Food-Ketten würden zunehmend mit dem Gesundheitsaspekt ihrer Produkte werben. Wie etwa Subway, das in der Werbung seinem Truthahn-Sandwich bescheinigt, nur halb so viele Kalorien zu enthalten wie ein Big Mac vom Konkurrenten McDonald's. »Doch all das konnte die Lawine der Dicken nicht aufhalten«, so Chandon, und der Wissenschaftler aus dem Land der schlanken Gourmets empfindet das als »amerikanisches Paradox der Fettleibigkeit«. Er hat daher zusammen mit seinem amerikanischen Kollegen Brian Wansink eine Studie durchgeführt, um die Gründe für dieses Paradox zu erkunden.

Die beiden Wissenschaftler baten jeweils die Besucher von McDonald's, als Vertreter der klassischen Fast-Food-Branche, und Subway, als Vertreter der modernen, gesundheitsbewussten Fast-Food-Linie, um eine Einschätzung der Kalorienwerte des Menüs, das sie auf ihrem Tablett hatten. Diese Angaben verglich man dann mit dem tatsächlichen Kaloriengehalt der Speisen und Getränke.

Es zeigte sich, dass die Gäste des »gesunden« Subway-Restaurants das Dickmacher-Potenzial ihrer Mahlzeiten massiv unterschätzten. Bei objektiv gleicher Kalorienzahl lagen ihre Schätzungen um 20 Prozent niedriger als die der McDonald's-Besucher. »Das gesundheitsbewusste Image von Subway hat bei ihnen offenbar zu drastischen Fehleinschätzungen geführt«, so Chandon.

Was diese Kalkulationsfehler für Folgen haben können, haben Chandon und Wansink ebenso ermittelt. In einer zweiten Studie erhielten die Probanden Gutscheine – entweder für ein Menü beim angeblich »gesunden« Subway oder aber für ein Menü beim »ungesunden« McDonald's. Gleichzeitig fragte man sie, ob sie noch zusätzliche Bestellungen aufgeben möchten. Das Ergebnis: Wer einen Gutschein für das angeblich gesunde Essen hatte, orderte zusätzlich weitaus größere und kalorienreichere Getränke und Desserts als die Teilnehmer mit den anderen Gutscheinen. Insgesamt kamen die Subway-Klienten dadurch auf das 1,5-Fache des Kalorienwertes der McDonald's-Fraktion.

Fazit: Wer etwas Gesundes auf dem Teller zu haben glaubt, isst letztendlich mehr. Vermutlich deshalb, weil er glaubt, sich das in Anbetracht seiner gesunden Mahlzeit erlauben zu können. Möglicherweise aber auch deshalb, weil er glaubt, sich mit Quantität für entgangene Qualität entschädigen zu müssen – denn gesundes Essen gilt ja nicht unbedingt als leckeres Essen. Chandon und Wansink haben ausgerechnet, dass regelmäßiges Essen im angeblich gesunden Fast-Food-Restaurant über das Jahr hinweg zu 2,5 Kilogramm mehr auf der Waage führten könnte – relativ gesehen zum gleich häufigen Besuch der angeblich ungesunden Fast-Food-Kette.

Die Mitschuld der Verbraucher

Der Subway-McDonald's-Vergleich zeigt, dass »Gesundheit« im Lebensmittelsegment in erster Linie ein Verkaufsargument ist – und wenn es Erfolg hat, bedeutet dies, dass die Menschen mehr essen und dadurch immer dicker werden. Man sollte also vorsichtig sein, wenn man mit entsprechenden Werbeaussagen konfrontiert wird. Dies gilt heute mehr denn je, wo allen möglichen Nahrungsmitteln vom Bonbon bis zum Sahnejoghurt ein gesundheitlicher Zusatznutzen als »Functional Food« bescheinigt wird. Ein Sahnejoghurt bleibt eine Kalorienbombe, egal, ob er mit rechts- oder linksdrehenden Laktobakterien hergestellt wurde, wie viele Vitamine ihm zugesetzt wurden und ob er Süßstoff in sich hat.

Die amerikanisch-französische Studie zeigt aber auch, dass man die Schuld für das Verfetten der Bevölkerung nicht einseitig auf einzelne Fast-Food-Anbieter abwälzen sollte. Eigentlich sollte man sogar alle Fast-Food-Anbieter von einer Alleinschuld freisprechen. Denn ihre Marketing-Strategien können nur deshalb so perfekt greifen, weil sie offene Türen einrennen. So sinkt in Deutschland in weiten Bevölkerungskreisen zunehmend die Bereitschaft, viel Geld für hochwertiges Essen aufzubringen. Und die Bereitschaft, dafür Zeit und Mühe aufzubringen, sinkt erst recht. Immer weniger Menschen bereiten sich ihr Essen noch selbst zu. Sie verpflegen sich lieber aus Fast-Food-Ketten, Kantinen, Tütensuppen, Müsli-Riegeln und Fast-Food-Restaurants. Mitte der neunziger Jahre wurden noch 82 Prozent der Mahlzeiten zu Hause zubereitet, heute sind es bloß noch 60 Prozent.

Wie überhaupt zu beachten ist, dass nicht nur Fast Food,

sondern insgesamt das bequeme und vorgefertigte Essen, also das »Convenience Food«, in seinem gesellschaftlichen Zusammenhang zu betrachten ist. Wobei es, wie Ernährungswissenschaftlerin Gesa Schönberger von der Dr. Rainer Wild-Stiftung in Heidelberg betont, zu einfach ist, »den Käufern von Convenience Food eine Ausrichtung auf puren Konsum oder die Degeneration der Sitten vorzuwerfen«. Tatsache sei vielmehr, dass die vorgefertigten Lebensmittel dabei helfen sollen, Zeit zu sparen, und damit kämen sie »einem Phänomen der Moderne entgegen«, nämlich dem Leben zwischen Zeitnot und immer enger werdenden Terminen.

Mit anderen Worten, Convenience ist genau das passende Gegenstück zu unserer Lebenseinstellung, *wir* haben es miterschaffen, weil es *unserem* Lebensstil entspricht. Zwar sind wir zu außergewöhnlichen Anlässen noch dazu bereit, Zeit in das Zubereiten von Nahrung zu investieren, doch im Alltag schwebt über Kochtopf und Mikrowellenherd erbarmungslos der Hammer der Zeitoptimierung. Zubereitung und Verzehr der Mahlzeiten haben gefälligst reibungslos zu funktionieren, so wie alles im Leben gefälligst reibungslos zu funktionieren hat, vom Auto über die Ausbildung bis zu Partnerschaft und Sex.

Nicht umsonst haben wir in Bezug aufs Essen eine schnoddrig technokratische Szene-Sprache entwickelt, die man eher in der Kfz-Werkstatt als in einer Küche vermutet: »Ich schieb mal eben eine Suppe in die Mikrowelle«, »Hab mir in aller Schnelle eine Pizza reingezogen«. Fitness-Magazine bezeichnen Kohlenhydrate als »Superbenzin für die Muskeln« und Vitamine und Mineralien als Vital- und Powerstoffe. Die Mitarbeiter von McDonald's bezeichnen sich selbst als »Burgerschleudern« oder

»Frittendreher«. Beim Imbiss vor dem Möbelhaus wird mit einem halben Meter Bratwurst für 1,99 Euro geworben, bei der Döner-Bude kann man Fleischtaschen bestellen, »so dick, dass beim Reinbeißen die Kiefer auseinanderspringen«. Und der Akteur in der Werbung für Dickmilchprodukte fragt: »Alles Müller, oder was?« Eine Mischung aus dem »Alles Roger« des Funkverkehrs und dem provokanten »oder was?«, das unter guten Kumpels benutzt wird.

Fazit: Convenience und Fast Food sind das Produkt einer Gesellschaft, deren Individuen zunehmend auf Optimierung und Funktionalität ihres Lebens geeicht sind. Bevor man also darüber zetert, sollte man kritisch seine eigene Lebenseinstellung hinterfragen. Die Lebensmittelindustrie hat mit ihren entsprechenden Produkten nur auf gesellschaftliche Entwicklungen reagiert, sie hat uns nicht dazu gezwungen, diese Waren zu kaufen. Was freilich nicht heißen soll, dass man Mitleid mit ihr haben muss. Denn für sie war der Durchbruch von Convenience und Fast Food der wärmste finanzielle Regen, den es jemals in ihrer Geschichte gab. Sie setzt daher alles daran, diesen Regen nicht versiegen zu lassen.

7. KAPITEL

Soft kommt oft:
Abhängig von Coke, Fanta und Co.

Hans-Josef Brinkmann ist ein Mann, der bereit ist, für sein Recht zu kämpfen. So soll es sein, denn immerhin ist er ja selbst Jurist. Erst verklagte er den Lebensmittelkonzern Masterfoods (der heute Mars heißt), weil er an jedem Arbeitstag mindestens zwei von dessen Schoko-Riegeln verzehrt hatte und dadurch übergewichtig und zuckerkrank geworden war, ohne dass auf der Verpackung der Snacks ein entsprechender Warnhinweis gestanden hätte. Seine Klage wurde, erst vom Landgericht Mönchengladbach und dann vom Oberlandesgericht Düsseldorf mit der Begründung abgewiesen, dass Mars nicht verpflichtet gewesen wäre, seine Kunden vor dem Verzehr zu warnen. Schließlich seien keine unzulässigen oder gefährlichen Stoffe benutzt worden.

Etwas später klagte Brinkmann dann gegen Coca-Cola. Diesmal machte er deren bekanntesten Softdrink für seine gesundheitlichen Probleme verantwortlich und wollte 5620 Euro Schadenersatz haben. Immerhin wurde die Klage zugelassen, doch nach Anhörung eines Gutachters wurde auch hier die Forderung des Richters abgewiesen. In der Begründung hieß es: »Es zählt zum allgemeinen Wissen der Verbraucher, dass der Verzehr von zuckerhaltigen Produkten zu gesundheitlichen Schäden führen kann.«

Eine Argumentation, die Brinkmann nicht nachvollziehen kann. Als Vizepräsident des Landgerichts in Neubrandenburg hatte er nur wenig Zeit zum Essen, so dass er jahrelang sein zweites Frühstück in der Kantine eingenommen hatte: Coca-Cola und ein Mars oder Snickers. Ohne schlechtes Gewissen habe er zwischen 1994 und 1998 rund einen Liter Cola pro Tag getrunken und täglich zwei Riegel Mars oder Snickers gegessen, berichtet er. »Denn was wusste ich schon vom Diabetes?«, fragt Brinkmann. Er wurde immer dicker. Am Ende plagten ihn Nierenschmerzen, und als er zum Arzt ging, wurde bei ihm Diabetes mellitus diagnostiziert. Erst später wurde ihm klar, dass seine Zuckerkrankheit nur einen Grund haben konnte, nämlich das Trinken von Cola und das Essen von Schokoriegeln. Deswegen entschloss er sich zur Klage – für die er freilich von vielen Seiten belächelt wurde.

Sogar der Vorsitzende des Mönchengladbacher Landgerichts gab zu bedenken, dass der Fall seines Neubrandenburger Kollegen »ein typisches Beispiel für unsere Spiel-, Spaß- und Genussgesellschaft« sei. Und der durchschnittliche Zeitungsleser schüttelt nur den Kopf, weil seiner Meinung gerade solch ein intelligenter Mann wie ein Richter wissen müsste, dass Süßigkeiten und Coca-Cola einen Menschen kaputt machen können.

Doch hätte er das wirklich wissen müssen? Entsprechende Warnhinweise auf der Verpackung, wie es mittlerweile bei Zigaretten üblich ist, gibt es bei Mars, Snickers und Coca-Cola nicht. Jedes Kind kann diese Produkte ohne Einschränkungen kaufen. Bis heute gibt es kein Zugeständnis von den Herstellern, dass ihre Waren den Menschen übergewichtig und krank machen könnten. Stattdessen geben sie sich mehr denn je den Anstrich seriöser Unternehmen, die Bewegungsprogramme in den Schulen auf den Weg bringen und wichtige Sportveranstaltungen wie etwa die Olympiade unterstützen. Auf der Homepage der deutschen Coca-Cola GmbH gibt es extra einen Menüpunkt zum Thema »Verantwortung«, worunter man nachlesen kann: »Wir verzichten auf Marketingmaßnahmen an Kinder unter 12 Jahren, verkaufen keine Getränke an Grundschulen und achten die Schule als werbefreie Zone.« Eine Aussage, die freilich zwei grundsätzliche Fragen aufwirft: Erstens, wieso muss man sich für ein angeblich unschädliches Produkt einer solchen Selbstbeschränkung unterwerfen? Und zweitens, was ist eine Selbstbeschränkung wert, die den Schulverkauf von Coca-Cola an neunjährige Pennäler zulässt?

Wer denkt schon, wenn er trinkt?

Cola, Limonade, Bier-Mix, Alcopops, Eistee, Energy- und Fitnessdrinks – sie sind bunt und trendy, sie sind süß und unwiderstehlich. Dass Softdrinks dick und zuckerkrank machen, kann aus wissenschaftlicher Sicht kaum noch bezweifelt werden. Die Datenlage dafür ist einfach zu dicht. So hat sich der Softdrink-Verzehr in den letzten 50 Jahren in den USA verfünffacht, und die Rate der übergewichtigen Kinder hat parallel dazu eine ähnliche Entwicklung genommen.

Wie Kinderarzt Robert Murray von der Ohio State University beobachtet hat, konsumieren mittlerweile typische US-Teenies im Alter von zehn bis zwölf Jahren zwei Dosen Softdrinks pro Tag. »Das entspricht 300 Kilokalorien und 20 Teelöffeln Zucker«, so Murray. »Damit bildet Zucker 18 bis 20 Prozent der Kalorien-Tagesdosis eines Kindes – das Doppelte der empfohlenen Menge.« Es liege auf der Hand, dass dies nicht ohne

Folgen auf das Körpergewicht und die Zuckerwerte bleiben könne. Ein Viertel der fettleibigen Kinder leide bereits an Glukose-Intoleranz, der Vorstufe zu Diabetes, so Murray. »Und wer mit zehn Jahren bereits Diabetes hat, besitzt eine 26 Jahre geringere Lebenserwartung als andere Menschen.«

Ein Forscherteam unter Lenny Vartanian von der Yale University von New Heaven wollte näher wissen, wie die wissenschaftliche Datenlage zu Softdrinks und ihren Wirkungen auf die Gesundheit aussieht. Man fand immerhin 88 brauchbare Studien. »Darin fanden wir klare Hinweise darauf, dass mit dem Softdrink-Verzehr die Energieaufnahme und das Körpergewicht ansteigen«, betont Vartanian. Zudem gebe es Zusammenhänge mit Stoffwechselerkrankungen wie Osteoporose und Diabetes. Zwar hätte es auch einige Arbeiten gegeben, in denen diese Zusammenhänge weniger klar herauskamen, »doch die wurden von der Lebensmittelindustrie finanziert«, so Vartanian.

Unabhängige Forschungen zeigen hingegen einen eindeutigen Trend. So ergab eine Studie des Children's Hospital in Boston an 548 Schulkindern, dass mit jedem zusätzlichen Softdrink (0,3 Liter) pro Tag das Risiko für Übergewicht um das 1,6-fache nach oben geht. Bei zwei Cola-Getränken oder Limonaden pro Tag – was nicht nur in den USA, sondern auch in Europa vorkommen kann – steigt es also sogar um mehr als das Dreifache.

Die Pädiater der Bostoner Klinik wollten auch wissen, ob im Umkehrschluss ein Verzicht auf Süßgetränke den Zustand von bereits adipösen Teenagern verbessern könnte. Dazu haben sie sich einen ungewöhnlichen Diätplan ausgedacht: 52 Kinder im Alter von 13 bis 18 Jahren bekamen ein halbes Jahr lang kalorienfreie Getränke gratis und frei Haus geliefert, dafür mussten sie ihren Softdrinks abschwören. Magnetschilder am Kühlschrank mit Appellen wie »Think before you drink« (Denk nach, bevor du trinkst) mahnten sie zum Verzicht auf Eistee, süße Fruchtsäfte, Cola oder andere Brausen, außerdem erhielten sie einmal pro Monat einen motivierenden Telefonanruf. Eine Kontrollgruppe von 51 Kindern konnte weitermachen wie bisher, sie bekamen aber auch keine Freigetränke.

Am Ende hatten sich die Kinder vom wöchentlichen Getränkebringdienst überzeugen lassen. Ihr Konsum von Süßgetränken ging um 82 Prozent zurück, und diejenigen, die zum oberen Drittel der Gewichtsklassen gehörten, verloren deutlich an Körperfett. Ihr BMI (Body-Mass-Index = Körpergewicht geteilt durch Körpergröße zum Quadrat) reduzierte sich um 0,63 kg/m², während er in der Kontrollgruppe im oberen Drittel um 0,12 kg/m² nach oben ging. Macht also, summa summarum, einen Unterschied von 0,75 kg/m². Das ist für ein halbes Jahr, in dem zudem nur auf eine einzige Lebensmittelgruppe verzichtet wurde, enorm viel.

»Liquid candy« – Flüssige Süßigkeiten

Bleibt die Frage, warum Softdrinks eigentlich zum Übergewicht beitragen. Die erste Antwort muss lauten: weil sie *unglaublich oft* verzehrt werden. Würden sie lediglich sporadisch auf dem Speiseplan stehen, wären sie kein sonderliches Problem. Das ist so wie bei Currywurst mit Pommes: Täglich verzehrt führt sie zu Übergewicht und Vitaminmangel. Als gelegentlichem Ausreißer auf dem Speiseplan kann unser Körper jedoch durchaus damit umgehen. Doch während kaum jemand – allein schon, weil es ihn irgendwann anekeln würde – auf die Idee kommt, täglich Currywurst mit Pommes zu essen, wird dieser Selbstschutz bei den Softdrinks außer Kraft gesetzt. Cola-Getränke und Limonaden kann man jeden Tag trinken, und viele Menschen können gar nicht genug von ihnen bekommen. Genau das, und nicht ihre durchaus ähnlichen Nährwerte, unterscheidet Currywurst von Softdrinks – und macht die Letzteren zu einem der größten Ernährungsprobleme unserer Zeit.

So erklärt die Coca-Cola GmbH auf ihrer Homepage, dass allein von ihren Produkten jährlich 110 Milliarden Liter durch menschliche Kehlen fließen. Konkurrent PepsiCo ist mittlerweile, mit einem Jahresumsatz von 27 Milliarden Dollar, hinter Nestlé der zweitgrößte Nahrungsmittelkonzern der Welt. Der deutsche Markt spielt dabei nur eine kleinere Rolle, doch auch hier konnte PepsiCo 2005 die Verzehrschallmauer von 500 Millionen Litern brechen. Das sind 10 Prozent des deutschen Gesamtkonsums von Softdrinks. Was nichts anderes bedeutet, als dass hierzulande mehr als 5 Milliarden Liter Softdrinks pro Jahr getrunken werden. Die »Erfrischungsgetränke«, wie sie hierzulande gerne bagatellisierend genannt werden, sind also auf dem besten Wege, die 5,7-Milliarden-Liter-Marke der Milchprodukte zu knacken.

Solche Entwicklungen haben zwangsläufig enorme Auswirkungen auf die Energie- und Kalorienbilanzen der Konsumenten. Denn Softdrinks bestehen in erster Linie aus Wasser mit Kohlensäure, Zucker und Geschmacksstoffen. Eine US-amerikanische Pepsi-Ration von 12 ounce (also ungefähr einem Drittel Liter) enthält etwa 160 Kilokalorien, das ist ungefähr so viel wie 100 Gramm gemischtes Hackfleisch, wobei dessen

Sättigungsgrad natürlich deutlich höher ist. »Dies bedeutet, dass ein Glas Limonade pro Tag allein über seinen Zuckergehalt alle drei bis vier Wochen ein Pfund zusätzliches Körpergewicht bringt«, erklärt Cara Ebbeling, Endokrinologin am Children's Hospital in Boston.

Nicht umsonst sprechen amerikanische Ernährungsexperten bei den Softdrinks von »liquid candy«, also von flüssigem Zucker. »Diät-Sodas enthalten zwar synthetische Süßstoffe anstelle von Zucker, doch gerade von Kindern und Jugendlichen werden sie eher selten konsumiert«, erklärt Marion Nestle, Professorin für Ernährung, Lebensmittelstudien und Public Health an der University of New York. Darüber hinaus schmecken auch diätetische Softdrinks ausgesprochen süß, so dass sie ebenfalls ein großes Suchtpotenzial besitzen. Wie sie Übergewicht und Diabetes fördern, werden wir später noch sehen.

Für den deutschen Raum wird gerne behauptet, dass man hier weniger Softdrinks konsumieren würde als in den USA und man daher die dortigen Studienergebnisse nicht auf hiesige Verhältnisse übertragen dürfe. Die aktuellen Absatzzahlen zeigen jedoch, dass die Unterschiede immer kleiner werden. Ein deutscher Durchschnittsjunge im Alter von 9 bis 14 Jahren verzehrt täglich 370 Milliliter, in der Altersgruppe zwischen 15 und 17 Jahren sogar 680 Milliliter Softdrinks pro Tag. Insbesondere die letzte Zahl liegt voll im amerikanischen Trend, und das liegt vor allem an der Einführung der Biermix-Getränke und Alcopops. Die sind nicht nur süß, sondern dienen gleich noch als Einstiegsdroge für andere alkoholische Getränke. Wie dies funktioniert, weiß man schon seit längerem von Ratten, die eigentlich überhaupt keinen Alkohol mögen. »Doch wenn man ihn mit Zucker vermischt, schmeckt er süß – und das mögen die Tiere«, erklärt Suchtforscher Ulrich Zimmermann vom Mannheimer Zentralinstitut für seelische Gesundheit. Später reduziert man dann den Zucker, und weil die Ratten mittlerweile die Wirkung von Alkohol kennen- und schätzen gelernt haben, trinken sie schließlich auch den zuckerfreien Alkohol.

Das wenige, was hierzulande schließlich noch zu amerikanischen Softdrink-Verhältnissen fehlt, kommt zwischen Flensburg und Konstanz als Fruchtsaft auf den Tisch. Wie das Dortmunder Forschungsinstitut für Kinderernährung ermittelte, trinken deutsche Jugendliche etwa 200 Milliliter Obstsäfte pro Tag. Die enthalten letzten Endes nicht weniger Zucker oder Zuckerersatzstoffe als Orangen- oder Zitronenlimonade, sie werden daher von den meisten Ernährungsexperten auch den Softdrinks zugerechnet.

Dass Obstsaft vor allem durch den Fruchtzucker Fruktose gesüßt wird, und nicht durch den Fabrikzucker Glukose, ist, im Unterschied zur weithin vorherrschenden Überzeugung, nicht etwa ein Entlastungs-, sondern sogar ein weiteres Belastungsargument. Denn Fruktose gelangt im Unterschied zu Glukose unabhängig vom Stoffwechselhormon Insulin in die Körperzellen. Was einerseits zur Folge hat, dass der Mensch keine insulinvermittelte Sättigung verspürt und dadurch hemmungslos weitertrinken kann. Andererseits setzt die Leber sofort die Produktion von Fettgewebe in Gang, um den unerwarteten Energiesegen durch die Fruktose gleich in »harte Fett-Währung« umzusetzen. So funktioniert nun einmal unser Stoffwechsel: Er kümmert sich nicht um unser Aussehen, sondern er will uns für ein Leben in kargen Zeiten Reserven schaffen. Es darf daher nicht wundern, dass die Dortmunder

Studie bei Mädchen mit besonders hohem Furchtsaftkonsum auch einen besonders hohen Body-Mass-Index fand.

Weil die Softdrink-Hersteller neuerdings zahlreiche Produkte mit »gesundheitlichem Zusatznutzen« auswerfen, um weniger Angriffsfläche für Kritik zu bieten und neue, gesundheitsbewusste Kunden zu gewinnen, verschwimmen die Grenzen zwischen den einzelnen Getränkegruppen ohnehin zusehends. Coca-Cola startete Anfang 2008 mit der Reihe Coca-Cola light plus, in denen die Diät-Cola unter anderem mit grünem Tee und Vitamin C kombiniert wird. – Eine neue Marketing-Strategie, die jedoch nichts daran geändert, dass auch diese Kreationen zu den Softdrinks mit starkem Dickmachereffekt gehören.

Cola von der Wiege bis zu Bahre

Werbung und Vermarktung spielen eine besonders wichtige Rolle beim Markterfolg der Softdrinks. In den späten 90ern investierte allein Coca-Cola mehr als 1,6 Milliarden Dollar pro Jahr in die Werbung, um sich im »Cola-Krieg« gegen PepsiCo und andere Konkurrenten durchsetzen zu können. Das Programm der Firma geht schon längst über den Klassiker Coca-Cola hinaus und besteht mittlerweile aus sage und schreibe 2400 Softdrink-Produkten, die in über 200 Ländern angeboten werden. »Allein diese Zahlen zeigen«, so Ernährungsexpertin Nestle, »dass man bemüht ist, für jeden Topf einen Cola-Deckel zu finden und mit den einzelnen Produkten so viele Menschen wie nur möglich zu erreichen«.

Darüber hinaus gelingt es Coca-Cola immer wieder, sein

Logo zu präsentieren. Seit 1928 sponsert man die Olympischen Spiele, der aktuelle Vertrag mit dem Internationalen Olympischen Komitee läuft bis 2020. Die Olympischen Spiele 1996 in Los Angeles wurden von Kritikern als »Coca-Cola-Spiele« angeprangert, weil sich in der amerikanischen Metropole der Hauptsitz des Softdrink-Herstellers befindet und eigentlich Athen, im Hinblick auf die erste Olympiade 100 Jahre zuvor, die größeren Ansprüche gehabt hätte. Tatsache ist jedoch, dass, selbst wenn Griechenland die Spiele bekommen hätte, der Softdrink-Gigant unter den Siegern gewesen wäre. Denn die dortige Coca-Cola-Zentrale gehörte zu den Hauptförderern der Athener Bewerbung.

Der hart umkämpfte Softdrink-Markt und die eskalierenden Werbekosten zwangen die Softdrink-Hersteller, sich nach neuen Märkten umzusehen. In den USA hatte man in den letzten Jahren vor allem die afro- und hispanoamerikanische Bevölkerung im Visier, die sich ohnehin schon eher schlecht ernährt. Dabei bediente man sich, wie man in der Marketingbranche sagte, sogenannter Guerilla-Strategien. Das heißt, man klotzte nicht mit riesigen Werbeaktionen, sondern kleckerte mit gezielter Salami-Taktik. Wenn nun der jugendliche Schwarze oder Hispano beispielsweise durch die Bronx lief, begleiteten ihn die Produkte und Firmen-Logos der Softdrink-Hersteller auf Schritt und Tritt. Er sah sie in den Videos seiner Lieblingsmusiker, in seiner Schule und seinem Internet-Café, auf der Straße und seinem Basketballplatz. Selbst die Baseballschläger der umherstreifenden Jugend-Gangs konnten mit einem Coke-Motiv ausgestattet sein. Coca-Cola investiert über eine Stiftung mehr als 12 Millionen Dollar jährlich in Aktionen zur Unterstützung von amerikanischen Minderheiten – dass bei diesen Aktionen der Name des großzügigen Spenders nicht unerwähnt bleibt, liegt auf der Hand.

Darüber hinaus versucht die Softdrinkbranche, Kinder schon so früh wie möglich zu ihren Kunden zu machen. »Einige Hersteller gehen mittlerweile so weit, dass sie ihr Logo auf Flaschen für Babynahrung drucken lassen«, warnt Nestle. Schon Babys bekommen also ihren Tee oder Milchersatz aus einer Flasche mit Pepsi-Aufdruck – so etwas nennt man Kundenbindung von klein auf.

Jetzt könnte man natürlich einwenden, dass die Kleinen ja noch nicht lesen können und sie es einfach nur klasse finden, aus einer bunten Flasche gefüttert zu werden. Aus der psychologischen Forschung weiß man jedoch, dass frühkindliche Erfahrungen unser späteres Verhalten und damit auch unser Konsumverhalten wesentlich prägen können, ohne dass wir es bewusst wahrnehmen. »Studien zeigen außerdem«, so Nestle, »dass Eltern, die sich solche Flaschen anschaffen, eine besonders ausgeprägte Neigung haben, ihren Kindern später Softdrinks zu kaufen«.

Nicht zu vergessen ist schließlich, dass Instant-Nahrung für Babys als frühkindlicher Dickmacher gilt. »Nur die wenigsten Eltern können die Menge des zu gebenden Breis oder Milchersatzes richtig abschätzen«, erklärt Gill Rapley, Kindernahrungsexpertin bei der UNICEF. »Die Folge ist, dass viele Babys regelmäßig überfüttert werden.« Es sei denn, der Säugling selbst wehrt sich. Doch wenn ein buntes Softdrink-Logo auf dem Fläschchen prangt, steigert das eher seine Kooperation als seine Gegenwehr.

Auch »Diät« macht dick

Die klassischen Softdrinks enthalten große Mengen an Zucker, der nicht nur viele Kalorien enthält, sondern auch den Kunden dazu verführt, immer wieder nach Süßem zu greifen. Und das nicht nur in Form von Softdrinks. In Studien konnte man zeigen, dass Kinder, die besonders viele Softdrinks trinken, auch dazu neigen, mehr zu essen als andere. Allerdings zeigt sich dieser Effekt auch, wenn Diät-Colas und andere zuckerfreie Süßgetränke verzehrt werden. Warum?

Synthetisch gesüßte Softdrinks enthalten zwar praktisch keine Kalorien mehr, doch ansonsten sind ihre Effekte auf die Wahrnehmung nicht anders als bei den klassischen Varianten. Denn ihr Süßstoff spricht die zuständigen Geschmacksrezeptoren genauso an wie Zucker. Wenn also die für süße Geschmackserlebnisse zuständigen Sinneszellen auf der Zunge (und mittlerweile weiß man, dass es sie sogar im Darmbereich gibt) vom synthetischen Zuckerersatz gereizt werden, wird vom Gehirn eine vermehrte Ausschüttung von Insulin veranlasst, was den Blutzuckerspiegel sinken lässt. Doch weil ja kein echter Zucker, sondern Süßstoff verzehrt wurde, fällt die Senkung des Blutzuckerspiegels so stark aus, dass im Gehirn Unterzuckerungsalarm und ausgeprägte Heißhungergefühle auf Süßes ausgelöst werden. Oder anders ausgedrückt: Der Verzehr von Süßstoff befriedigt nicht das Bedürfnis nach Süßem, sondern verstärkt es. Darum wird immer weiter getrunken.

Wissenschaftler der Purdue University im amerikanischen Indiana gelang es, diesen Effekt im Laborversuch zu belegen. Sie verabreichten Ratten fünf Wochen lang entweder einen Joghurt mit dem Süßstoff Saccharin oder einen Joghurt mit echtem Glukosezucker, zusätzlich erhielten beide Gruppen ausreichend andere Nahrungsmittel. Das Ergebnis: Jene Tiere, denen mit Saccharin gesüßter Joghurt verabreicht wurde, nahmen generell mehr Kalorien zu sich als jene, die das gezuckerte Milchprodukt bekamen. Zudem bildeten die mit künstlichem Süßstoff gefütterten Ratten 20 Prozent mehr Körpermasse als die anderen Tiere.

Auch die bisher vorliegenden Daten zum Menschen belegen, dass zuckerfreie Softdrinks keinesfalls den Trend zu Übergewicht und Diabetes eindämmen und ihn vermutlich sogar verstärken. Im Jahre 1987 griffen weniger als 70 Millionen US-Amerikaner zu Diät-Softdrinks, und die Quote der Übergewichtigen lag insgesamt bei 15 Prozent. 13 Jahre später tranken bereits 160 Millionen die kalorienfreien Süßgetränke – und die Quote der Übergewichtigen hatte sich in demselben Zeitraum verdoppelt.

Lyn Steffen von University of Minnesota beobachtete neun Jahre lang das Ernährungsverhalten von 9500 US-Amerikanern im Zusammenhang mit dem sogenannten metabolischen Symptom, einer verhängnisvollen Melange aus Übergewicht, Diabetes und erhöhten Blutfettwerten. Dabei stellte sich heraus, dass der Verzehr großer Mengen an Weißmehlprodukten, frittierten Lebensmitteln und rotem Fleisch das Risiko deutlich steigerte, im Laufe des Lebens ein metabolisches Syndrom zu entwickeln. »Doch das hat uns nicht wirklich überraschen können«, so Steffen. Viel überraschender sei da schon gewesen, dass bei denjenigen, die eine Dose von einem Diät-Softdrink pro Tag tranken, das Risiko um 34 Prozent erhöht war. Für Steffen ein »ausgesprochen interessanter Befund«. Die Epidemiologin lässt allerdings offen, ob er sich durch die chemischen Eigenschaften der zuckerfreien Softdrinks erklären lässt oder aber durch das Verhalten ihrer Konsumenten, die sich möglicherweise durch den Null-Kalorien-Aufdruck ihrer Cola-Dosen dazu verleiten lassen, noch ein paar Pommes extra zu essen. Doch in der praktischen Konsequenz ist das ohnehin zweitrangig. Denn Steffens Ergebnisse belegen in jedem Falle, dass kalorien- und zuckerfreie Diät-Softdrinks das eigentliche Problem der Softdrinks nicht wirklich lösen können.

Kalter Kaffee

Etwa 60 Prozent aller konsumierten Softdrinks enthalten Koffein, also genau jenes Alkaloid, dem der Kaffee seine anregenden Wirkungen verdankt. Es ist wichtig, diesen Aspekt zu berücksichtigen, wenn man von den physiologischen und psychischen Effekten der Softdrinks spricht.

Koffein macht munter, zögert Ermüdungserscheinungen heraus, hemmt Schmerzen und steigert die Konzentration. Ohne Zweifel muss es daher zu den psychoaktiven Substanzen gezählt werden. Nichtsdestoweniger hört man von Herstellern der Cola-Getränke, in denen sich große Mengen dieser Substanz befinden, immer wieder, dass es dabei weniger um psychoaktive als vielmehr um geschmackliche Aspekte gehen würde. Dieses Argument kann man allerdings getrost zu den Akten legen. Wissenschaftler der australischen Deakin University gaben trainierten Geschmacksexperten normale und zuckerfreie Cola-Getränke zum Verkosten. Die Probanden schafften es nicht, zwischen den koffeinhaltigen und koffeinfreien Produkten zu unterscheiden. »Wir schließen daraus, dass Koffein für den Geschmack eines

Softdrinks keine Bedeutung hat«, erklärt Studienleiter Russell Keast. Es geht also um den anregenden Effekt. Und der dürfte dazu beitragen, wie Keast vermutet, »dass gerade Kinder immer wieder nach koffeinhaltigen Cola-Getränken verlangen«.

Das zugesetzte Koffein verstärkt also die Neigung, immer wieder anregende und oft auch kalorienreiche Softdrinks zu konsumieren. Bei Kindern ist dieser Effekt besonders ausgeprägt, weil sie noch sehr empfindlich auf das Alkaloid reagieren. Dass dies ihre Neigung zu Übergewicht erhöht, liegt auf der Hand. Doch das ist nicht die einzige Nebenwirkung. Wie eine Studie unter Leitung des Präventivmediziners Lars Lien von der Universität Oslo herausgefunden hat, leiden Jugendliche, die viel Cola und andere koffeinhaltige Softdrinks konsumieren, oft unter Konzentrationsstörungen und »Zappelphilipp-Symptomen«. Die norwegischen Forscher befragten fast 5500 Kinder im Alter von 15 und 16 Jahren zu ihren Trinkgepflogenheiten und ließen sie einen Fragebogen zu ihrer mentalen Gesundheit ausfüllen. Von den Jungen, die vier oder mehr Softdrinks pro Tag verzehrten, zeigten 10 Prozent die typischen Symptome einer Hyperaktivität, bei den Mädchen waren es 2 Prozent.

Frühstücken schützt vor Softdrinks

Softdrinks spielen also offenbar eine wichtige Rolle in der Entstehung von Aufmerksamkeitsstörungen, die ja zurzeit ambitionierte Kinderpsychiater, besorgte Eltern und rendite-orientierte Pharma-Unternehmen heißlaufen lassen. Was die skandinavischen Forscher im Hinblick darauf herausgefunden

haben, welche Kinder eigentlich besonders viele Softdrinks verzehren, gibt allerdings nicht minder zu denken. Es sind nämlich jene, die den Tag ohne Frühstück beginnen. Vermutlich
versuchen sie auf diese Weise, den fehlenden Zuckerschub am
Morgen auszugleichen. Im Umkehrschluss bedeutet dies, dass
der Softdrink-Konsum sich schon allein durch die Installation
eines regelmäßigen Frühstücks senken ließe.

Dieses »Nebenergebnis« der norwegischen Studie gibt zudem einen deutlichen Hinweis darauf, dass man das Problem
der Softdrinks nicht isoliert, sondern stets im Zusammenhang
mit unserem Lebens- und Ernährungsstil als Ganzes betrachten sollte. Sicher wollen Coca-Cola, PepsiCo und die anderen
Hersteller kräftige Umsätze machen, und dafür sind sie bereit,
unsere Schwachstellen, wie etwa unser Verlangen nach Süßem
und Anregendem, auszunutzen. Doch es liegt an uns, inwiefern wir ihnen diese Schwachstellen als Angriffsfläche anbieten.
Wer seine Kinder ohne Frühstück in die Schule gehen lässt, darf
sich nicht wundern, wenn sie sich die Zuckerdröhnungen aus
Softdrinks und Schokoriegeln holen. Hier bedarf es nur einer
kleinen Korrektur in der Alltagsplanung – ein gemeinsames
Frühstück zu Hause – und schon hat man einen wesentlichen
Schritt aus dem Softdrink-Dilemma gemacht, der viel weiter
trägt, als wenn man etwa eine konventionelle Cola durch Diät-
Cola ersetzt.

Wie eng der Softdrink-Konsum mit anderen Ernährungsgewohnheiten zusammenhängt, zeigt eine Studie der St. George's
University in London. Demnach trinken Kinder auch deshalb
so viele Softdrinks, weil sie viel zu viel Salziges essen. »Ein
Gramm Salz in der Nahrung zieht ungefähr den Verzehr von
100 Gramm Flüssigkeit nach sich, und von denen nehmen die

Kinder 27 Gramm in Form von Süßgetränken zu sich«, erklärt Studienleiter Feng He.

Dass Salz durstig macht, ist schon länger bekannt. Doch dass dieser Durst über Süßgetränke gestillt wird, hat auch etwas damit zu tun, dass unser Gehirn im Anschluss von betont salziger Kost nach geschmacklichem Ausgleich verlangt, und den können süße Getränke nun einmal ebenso schnell wie einfach bedienen. Laut Berechnungen von Feng He könnten Kinder und Jugendliche 2,3 Süßgetränke und damit 240 Kilokalorien weniger pro Woche zu sich nehmen, wenn sie ihren Salzkonsum um die Hälfte, also um 3 Gramm täglich, reduzieren würden. »Das würde zwar den Getränkeherstellern nicht gefallen, die dann allein in Großbritannien 3,5 Millionen weniger Softdrinks verkaufen würden«, glaubt Feng He. »Doch dafür würde es der kindlichen Gesundheit nutzen.«

Der Weg zur Senkung des Softdrink-Konsums führt also auch über den Salzstreuer, der gerade von der Fast-Food-Industrie allzu reichlich über die Speisen ausgeschüttet wird. Wer möchte, dass seine Kinder weniger Cola trinken, muss ihnen also auch weniger Tiefkühl-Pizza, Kartoffel-Chips und Pommes zu essen geben. Das ist nicht einfach, insofern Kinder mit diesen Produkten groß werden und im Supermarkt und Discounter die Chipstüten in der Regel direkt neben den Cola-Dosen stehen. Doch eine gesunde Ernährung hat eben auch sehr viel mit selbstbestimmtem Konsumverhalten, mit einer gewissen Emanzipation zu tun – und die war noch niemals einfach.

8. KAPITEL

Die Sinnestäuscher:
Geschmack und Aroma aus dem Labor

Links vom Eingang steht der Giftschrank. Hinter Glas befinden sich rund 150 Gläser, Dosen und Flaschen. Propionsäure, Sodium-Benzoate, Azorubin oder Mononatriumglutamat steht auf den Etiketten. Viele tragen ein schwarzes Kreuz auf orangefarbenem Grund. Darauf wird mit »reizend« oder »gesundheitsschädlich« gewarnt. Andere Etiketten verkünden: »leicht entzündlich« Die Besucher befinden sich nicht etwa in einer Chemikalienhandlung oder Apotheke. Nein, sie befinden sich im Deutschen Zusatzstoffmuseum. Die Hamburger Lebensmittelstiftung zeigt hier erstmals, was alles im Fertigessen steckt.

In der wie ein üblicher Supermarkt eingerichteten Ausstellung mitten im Hamburger Großmarkt erfahren Interessierte beispielsweise, dass Bananenaroma nichts anderes ist als ein Gemisch aus Essigsäure, Isopentylalkohol und Schwefelsäure. Auch können Kinder in selbst durchgeführten Versuchen erfahren, dass Wasser durch Verrühren mit dem Zusatzstoff Carragen schnittfest wird und ein Emulgator zwei nicht mischbare Flüssigkeiten wie Wasser und Fett zu einer homogenen Masse vereint.

Glutamat statt Rindfleisch

Viele der hier gezeigten Zusätze sind harmlos. Für manche braucht man eine Schutzbrille, wenn sie verarbeitet werden. Doch das steht ebenso wenig auf dem Lebensmitteletikett wie die Tatsache, dass manche auch dick machen können. Das sagt nicht etwa der Tiefkühlanbieter Frosta, der die Ausstellung gesponsert hat – das sagen immer mehr Wissenschaftler und verweisen auf aktuelle Studien, die sich mit der Wirkung von Zusatzstoffen beschäftigen.

Ein Stoff, der immer wieder in die Kritik gerät, ist der Geschmacksverstärker Mononatriumglutamat, kurz E 621. Das ist ein Pulver, das, chemisch betrachtet, aus einem Teil Kochsalz und einem Teil Glutaminsäure besteht. Es versteht sich meisterhaft darauf, den Eigengeschmack einer Speise zu erhöhen, was immer dann nötig ist, wenn Rohstoffe wie Fleisch, Fisch und Geflügel im Zuge der Herstellung ihren Geschmack einbüßen – sei es durch Kochen, Backen, Sterilisieren, Trocknen, Wässern oder Lagern. Oder es wird an Fleisch, Gemüse und Getreide gespart weil die Rohstoffpreise gerade mal wieder explodiert sind. Mononatriumglutamat oder kurz Glutamat also muss es richten, wenn die Rezeptur nicht viel hergibt. Darum findet man den Zusatz in zahlreichen Dosen, Tüten und Paketen für die schnelle Küche und auch in solchen zum Knabbern wie Chips und Flips.

Zwar findet man auf immer mehr Verpackungen den Hinweis »Ohne Geschmacksverstärker« (siehe Seite 141), tatsächlich wird davon aber immer mehr ins Essen gerührt. Wurden 1969 noch rund 200 000 Tonnen produziert, sind es im Jahr 2001 schon 800 000 Tonnen. Heute liegt die erzeugte Menge bei mehr als 1,5 Millionen Tonnen pro Jahr. Und hier liegt das Problem, sagt der Kieler Wissenschaftler Michael Hermanussen. Der Pädiater beschäftigt sich seit Jahren mit Übergewicht, Geschmacksverstärkern und der Frage, ob es einen Zusammenhang zwischen dem Verzehr damit versetzter Speisen und der immer größer werdenden Anzahl dicker Menschen gibt. Der Wissenschaftler hat in eigenen Versuchen 30 trächtige Rattenweibchen mit verschiedenen Mengen an Glutamat gefüttert. Auch der Rattennachwuchs bekam, kaum war er geboren, den Stoff kredenzt. Die Mengen waren in etwa so bemessen, dass sie dem entsprechen, was in Fertigprodukten enthalten ist. Ergebnis: Je höher die angebotene Glutamatdosis war, umso gefräßiger wurden die Tiere. Vor allem die jungen Rattenmännchen zeigten einen gewaltigen Appetit. Die Tiere verdreifachten die übliche Trinkmenge und verdoppelten ihre Essensration.

Glutamatverzicht macht schlank

Nun ist der Mensch keine Ratte, und was dem Tier schmeckt, muss nicht den Menschen zum Essen motivieren. Hermanussens Arbeit aber förderte weitere Erkenntnisse zutage, die nahelegen, dass Glutamat hungrig macht. In einer Art Heilversuch erhielten ein Dutzend sehr übergewichtige Frauen ein Medikament, das die Glutamatwirkung im Gehirn unterbindet. Glutamat ist nicht nur ein Zusatzstoff im Essen, sondern auch von Natur aus im Körper vorhanden. Im Gehirn dient es als Neurotransmitter, also als Botenstoff, der Informationen zwischen Nervenzellen transportiert. Die Aufgabe des Glutamats ist es, die Appetitregulation zu steuern. Während einige Botenstoffe dafür sorgen, dass die Botschaft »satt« überbracht wird, ist Glutamat daran beteiligt, Hunger und Appetit zu melden. Das Medikament mit dem Wirkstoff Memantin, das die Frauen erhielten, sorgt nun dafür, dass der Glutamat-Rezeptor blockiert wird und die »Hunger«-Meldung unterbleibt. Ergebnis: Das Mittel, das bei Merz Pharmaceuticals in Frankfurt unter dem Namen »Axura« verkauft und eigentlich gegen Alzheimer und Altersdemenz verschrieben wird, stoppte den Hunger der Frauen nach der Einnahme. Sie verspürten fast sofort keinen Appetit mehr und nahmen in den folgenden Wochen 5 bis 10 Prozent ihres Gewichts ab.

Wenn also Glutamat durch Memantin blockiert werden kann, stellt sich die Frage, was, umgekehrt, ein Überangebot an Geschmacksverstärker aus der Nahrung anrichtet. Genau dem gingen Forscher schon vor mehr als 30 Jahren nach. Die Studien sind zwar uralt, bekommen aber aktuell Bedeutung. »Die Gabe von Mononatriumglutamat zerstört bei neugeborenen Mäusen, Ratten und Rhesusaffen einen Großteil der (für die Appetitregulation notwenigen) Nervenzellen«, schreiben Hermanussen und die Ernährungswissenschaftlerin Ulrike Gonder in dem Buch *Der Gefräßigmacher*, für das sie die gesamte Fachliteratur sichteten. Dadurch werde die Appetitregulation gestört.

Glutamat, no problem

Alles Unsinn, was der Hermanussen da sagt, ruft die Industrie, und auch die Wissenschaftler, die das mit dem Glutamat nicht so eng sehen, sind empört. Anders als in den USA, wo es längst als Lehrmeinung gilt, dass Glutamat ein heikler Stoff ist, wird hierzulande nach wie vor bestritten, dass es ein Problem mit dem Zusatzstoff geben könnte. In den USA ist unter anderem anerkannt, dass Glutamat nicht nur im Körper abgebaut und wieder ausgeschieden wird, sondern weitreichender wirkt. Der internationalen Lehrmeinung nach ist es zudem in der Lage, die sogenannte Blut-Hirn-Schranke zu durchdringen, eine Barriere, die das Gehirn vor schädlichen Stoffen schützt. Hierzulande wird dies vehement bestritten. Noch im Mai 2005 stellte die Senatskommission der Deutschen Forschungsgemeinschaft (DFG) zur Beurteilung der gesundheitlichen Unbedenklichkeit von Lebensmitteln klar: »Die Blut-Hirn-Schranke verhindert bei gesunden Erwachsenen sehr effektiv den passiven Einstrom von Glutamat aus dem Plasma (ins Gehirn).«

Doch ob das so stimmt, muss bezweifelt werden. Wissenschaftler der Tierärztlichen Fakultät der Universität Bangkok färbten mit Hilfe einer Injektion das Blut ein und schauten nach, ob die Farbstoffe im Gehirn ankommen. Ergebnis des 2005 publizierten Versuchs: Die Zellen des »Nucleus arcuatus«, einer Region im Gehirn, die mit der Appetit- und Sättigungs-Regulation zu tun hat, lassen sich anfärben. Zur Erinnerung: Eigentlich verhindert die Blut-Hirn-Schranke den Einstrom unerwünschter Stoffe, um das Gehirn zu schützen. *Fazit:* Wenn die Blut-Hirn-Barriere undicht ist und angefärbte Zellen im Hirn auftauchen, dann kann dies auch Glutamat.

Konsens ist Nonsens

Einige hunderttausend Treffer landet man, wenn man bei der Internetsuchmaschine »Google« den Begriff »Glutamat« eingibt. In der medizinischen Datenbank PudMed sind es fast 100 000 Literaturstellen. Diese Treffer kennt auch die Industrie. Schließlich betont sie gerne, die Sicherheit des Geschmacksbeschleunigers sei eindeutig belegt. »Mononatriumglutamat ist einer der besten erforschten Zusatzstoffe überhaupt. Nach dem aktuellen Stand der Forschung ist mit einer Verwendung kein Gesundheitsrisiko verbunden«, teilt Markus Weck vom Verband der Suppenindustrie auf Anfrage mit. Der Verband muss sich immer wieder mit E 621 (Mononatriumglutamat) auseinandersetzen, da er bevorzugt in seinen Suppen enthalten ist, also in Essen aus Dosen, Tüten und Tetrapacks.

Als Beleg für die Unbedenklichkeit wird immer gerne auf ein sogenanntes Konsensuspapier verwiesen. Solche Papiere werden regelmäßig zu Themen erstellt, die in der Diskussion sind. Die dazugehörige Konsensuskonferenz wurde also auch zu Glutamat abgehalten, da es immer wieder als heikler Stoff in den Medien diskutiert wurde. Daran nahmen namhafte deutsche Wissenschaftler teil. Etwa die Professoren Hans Konrad Biesalski von der Uni Stuttgart-Hohenheim und Konrad Beyreuther von der Universität Heidelberg oder auch Peter Stehle, der an der Universität Bonn lehrt und zudem der Präsident der Deutschen Gesellschaft für Ernährung ist. Bei jenen Herren handelt es sich also um »anerkannte« Ernährungsexperten, da sie schon eine Menge Studien veröffentlicht haben und auch einen Professorentitel tragen.

Diese Herren kamen nun zu dem Schluss, dass Glutamat völlig harmlos sei. Hohe Dosen würden noch nicht einmal in den Blutkreislauf des Fetus gelangen und somit auch nicht schaden. Feten gelten als die empfindsamsten Geschöpfe überhaupt. Ihre Erkenntnisse zu Glutamat veröffentlichten die Professoren im

September 2006 im *European Journal of Clinical Nutrition*. Dort ist nachzulesen, dass 16 000 Milligramm (oder 16 Gramm) pro Kilo Körpergewicht als »sicher« angesehen werden.

Was zu viel ist, ist zu viel

Das klingt viel, und das ist es auch. So könnte eine 60 Kilo schwere Frau umgerechnet 960 Gramm Glutamat am Tag verputzen, also fast ein Kilo (!). Erst dank eines Leserbriefs fiel den »Herren des Glutamats« der Rechenfehler auf. Und so korrigierten sie ihre Empfehlung rasch. Man habe sich leider um 10 000 Milligramm geirrt. Ein Tippfehler, entschuldigte man sich. Nichtsdestoweniger bleibt die Frage, warum es weder den Autoren noch den Gutachtern (denn die gibt es bei hochkarätigen Fachzeitschriften teilweise im Dutzend) des Artikels aufgefallen ist. Die beanstandete Zahl wurde schließlich nicht in Zusammenhang mit einem Nebenaspekt erwähnt, sondern ist letztendlich der Knack- und Zielpunkt der ganzen Studie.

Die Empfehlung hätte korrekt »6000 Milligramm pro Kilo Körpergewicht« lauten müssen. Doch auch diese Menge ist noch sehr hoch. Unsere 60-Kilo-Frau könnte danach eine Glutamatmenge von rund 360 Gramm verspeisen. Für einen Stoff, der schon im einstelligen Gramm-Bereich wirksam wird, ist das sehr viel.

Fragwürdiger noch als diese Rechnung aber ist die Literatur, die herangezogen wurde, um die Unbedenklichkeit von Glutamat zu bestätigen. Im Rahmen einer Studie rührte man elf Männern bis zu sechs Wochen lang täglich 137 Gramm Glutamat ins Essen; geringere Dosen erhielten drei weitere erwachsene Personen – und auch: Wüstenmäuse. Ergebnis: Unter Glutamatgabe zeigten die Versuchspersonen und -tiere keine neurologischen Störungen oder Veränderungen des Leberstoffwechsels. Das klingt beruhigend, hat aber gleich mehrere Haken. »Ich zweifle, ob eine Untersuchung an 14 Personen und einigen Wüstenmäusen (!) geeignet ist, Überzeugendes zur Nahrungsmittelsicherheit für Hunderte von Millionen Menschen beizutragen«, kritisiert Hermanussen. Auch reichen die in der Studie gereichten Glutamatmengen keineswegs dazu, die heutigen Empfehlungen für den gesundheitlich unbedenklichen Glutamatverzehr zu bestätigen. Zur Erinnerung: Unsere 60 Kilogramm schwere Frau dürfte nach den aktuellen Empfehlungen 360 Gramm Glutamat am Tag verzehren – fast dreimal mehr als die Männer im Rahmen der Studie.

Glutamatsuppe macht hungriger

Die Frage, ob Geschmacksverstärker den Appetit anregen, war in der Studie kein Thema. Sie war aber Gegenstand einer Untersuchung, die 1990 durchgeführt wurde, und zwar durch die britischen Forscher Peter Rogers und John Blundell von der Universität Leeds. Sie zeigte bereits, dass nach dem Verzehr einer glutamathaltigen Suppe der Hunger schneller wieder zurückkehrt, als wenn eine ungewürzte Flüssigkeit gegessen wird. Die Autoren vermuteten, dass Glutamat die Geschmacksrezeptoren so stimuliert, dass sie schon bald nach dem Essen wieder nach Nahrung schreien. Aktuelle Studien bestätigen diese These.

In China wird traditionell Glutamat als Würzzutat verwendet, so wie hierzulande Pfeffer und Salz. Doch nicht alle Haushalte verwenden diese Zutat. Da liegt die Frage nahe, ob die Chinesen, die sich Glutamat in die Suppe rühren, dicker sind als die Meider. Ja, meinen US-Wissenschaftler, die kürzlich eine Studie veröffentlichten, für die sie 752 chinesische Dorfbewohner gewogen hatten. Sie stellten fest: Bei den Haushalten, die regelmäßig Glutamat verwenden, gibt es eine signifikant höhere Rate an Übergewichtigen.

Natürliches Glutamat –
»Ohne Geschmacksverstärker«

Fairerweise muss gesagt werden, dass Glutamat von Natur aus in vielen Lebensmitteln enthalten ist. Parmesankäse, Schinken, Tomaten und Magerquark enthalten besonders viel von dem Stoff. Auch diese Lebensmittel können also den Appetit anregen. Und man kennt das ja auch: Der luftgetrocknete Schinken schmeckt einfach nach mehr wie auch die Pasta mit Tomatensauce mit frisch geraspeltem Parmesankäse drauf. Doch es gibt trotzdem Unterschiede. Zum einen geht zugesetztes E 621 aus einer Tütensuppe sofort ins Blut, da es nicht mehr abgebaut werden muss. Liegt der Stoff eingebunden in die Struktur von Käse oder Schinken vor, also zusammen mit Fett und Eiweiß, muss er erst freigeschaufelt werden und wirkt somit nicht sofort, sondern peu à peu. Auch gibt es eine natürliche Sperre, die den Verzehr von zu großen Glutamatmengen verhindert. Einfach deshalb, weil es nicht schmeckt: »Ein leidlich intelligenter Italiener raspelt sich den Käse dünn auf die Spaghetti und isst ihn nicht in dicken Scheiben«, sagt Michael Hermanussen.

Weil Glutamat ein schlechtes Image hat, überschlagen sich

die Fertigkostanbieter derzeit damit, Suppen und Saucen »ohne Geschmacksverstärker« anzubieten. Die »Strauchtomaten Suppe mit 80 Prozent Gemüse« von Knorr ist ohne, die »Feinschmecker Waldpilz Suppe« und auch die »Edelpilz Cremesuppe« von Maggi sind ebenfalls frei von E 621. Auch die »Gemüsebrühe Pflanzlich Bio« von Egle hat den Zusatzstoff nicht in sich, und auch in »Nasi Goreng« von Natur Compagnie ist er tabu. Prima! Das Verbrauchermagazin *Öko-Test* und auch die Verbraucherorganisation Foodwatch untersuchten daraufhin »Natur pur«-Maggisuppen. Die eine hatte die Geschmacksrichtung Tomate, die andere Spargel; für beide stellte man fest: Darin sind kein zugesetztes E 621 und auch keine anderen zugesetzten Geschmacksverstärker enthalten. Noch mal: prima!

Doch das ist nur die halbe Wahrheit. Denn stattdessen ist Hefeextrakt drin. Foodwatch ließ die Spargelsuppe in einem Labor untersuchen und stellte fest: Hefeextrakt ist reich an drei Stoffen: Glutamat, Inosinat und Guanylat. Sie gelten allesamt als geschmacksverstärkende Zutaten, die natürlicherweise im Hefeextrakt enthalten sind, aber eben auch als Zusatzstoff dienen. Das heißt im Klartext: Die Industrie setzt Hefeextrakt ein, der nur so vor Glutamat strotzt, und behauptet, es sei nix drin. »Nestlé führt den Verbraucher damit bewusst in die Irre«, sagt die Foodwatch-Campaignerin Anne Markwardt. Inzwischen wurde »Natur pur« auf »Natur Pur Bio« umgestellt. Bio ist ja eine gute Sache. Keine Frage. Nur leider ist auch in den Bio-Suppen Hefeextrakt drin. Schade.

Auch die Verbraucher sehen das so, wie eine Umfrage durch TNS Emnid Medien- und Sozialforschung unter 1003 Personen vom Februar 2008 ergab. Auf die Frage: »Eine Tütensuppe enthält einen Geschmacksverstärker auf natürlicher Basis. Auf der Verpackung steht: ›ohne Geschmacksverstärker‹. Halten Sie das für irreführend?«, antworteten 75 Prozent mit »ja«. Nur 22 Prozent fanden das nicht so schlimm und sagten: »Nein«. Der Rest meinte: »Weiß nicht.«

Juristisch korrekte Hefe

Felix Ahlers weiß aber doch: »Hefeextrakt wird nicht aus geschmacklichen Gründen eingesetzt, sondern um gezielt die geschmacksverstärkende Wirkung zu nutzen.« Ahlers ist Chef des Tiefkühlanbieters Frosta, gelernter Koch und Volkswirt. Sein Haus stellte vor einigen Jahren sämtliche Rezepturen der Marke Frosta um. Zusatzstoffe wurden gänzlich verbannt, auch Glutamat, Aromastoffe, Stabilisatoren und sonstige Zusatzstoffe flogen aus den Rezepturen. Einfach deshalb, weil der Zweiundvierzigjährige findet, auch Fertigkost könne schmecken wie das Essen von Muttern. Seitdem wird bei Frosta mit Gemüse, Fleisch, Fisch, Gewürzen, Sahne und Butter gekocht, eben all dem, was auch zu Hause in den Topf kommt.

Frosta musste sich in den vergangenen Jahren aber immer wieder mit de Konkurrenz herumschlagen. Weil man selbst konsequent auf sämtliche Zusatzstoffe verzichtete und die Produkte auch so bewarb, wollte man trickreiche Formulierungen der Konkurrenz wie »ohne Geschmacksverstärker« nicht dulden. Zunächst wurde Anbieter Iglo abgemahnt, der »ohne Geschmacksverstärker« behauptete, obwohl Hefeextrakt drin war. Dann kam Suppenanbieter Maggi dran – mit der Spargelsuppe – und schließlich noch Suppenanbieter Erasco – mit Erfolg! Bei Iglo verschwand der Hinweis »ohne Geschmacksverstärker« von der Verpackung – Hefeextrakt ist allerdings weiterhin im Essen. Bei Maggi wurde umformuliert. Da heißt es heute:»Ohne die Zusatzstoffe Geschmacksverstärker (Konservierungsstoffe, Farbstoffe)«. Das ist zwar Augenwischerei, weil immer noch Glutamat aus Hefeextrakt drin ist. Aber es ist juristisch korrekt, zumindest ein bisschen.

Aromastoffe als Appetitmacher

Auch Aromastoffe stecken im Essen aus Tüten, Dosen und Packungen, und sie scheinen ihren Beitrag zum Übergewicht zu leisten. Aromastoffe lassen ohne Fruchtzusatz den Joghurt nach Erdbeere, Pfirsich und Himbeeren munden, würzen Peanuts, Cashewnüsse und Mandeln aus dem Vakuumpack, verleihen der Babymilch das Aroma von Vanille, Bonbons und Fruchtgummis den »Kick« frischer Früchte und der Tütensuppe das Flair knackiger Tomaten. Dass Aromastoffe ihren Beitrag zum Übergewicht leisten, sieht die Industrie zwar nicht, auf Nachfrage räumt sie aber ein, dass »alles, was gut schmeckt, auch gerne gegessen wird«. Das gelte sowohl für die Verwendung von Gewürzen und Kräutern als auch für Aromen«, so die Geschäftsführerin des Deutschen Verbands der Aromenindustrie, Bettina Muermann. Sie stellt klar, dass Übergewicht multifaktorielle Ursachen habe, das Essen eben nur ein Faktor wie auch die genetische Veranlagung, das Ernährungsverhalten und anderes mehr sei.

Doch es spricht einiges dafür, dass Lebensmittel mit einer Extraportion Aroma die Wampe anschwellen lassen. Der dem Verbraucherministerium untergeordnete aid-Infodienst schreibt:

»Probanden, die aromatisierte und gewürzte Lebensmittel zu essen bekamen, verzehrten größere Mengen als Untersuchungsteilnehmer, die dieselben Speisen ungewürzt aßen«, so Margit Ritzka zum Thema »Aromastoffe und ihre Wirkung auf den Appetit«. Diese Tatsache mache man sich auch bei der Ernährung älterer Menschen zunutze, die oftmals appetitlos seien – weil im Alter der Geschmackssinn nachlässt. Ihnen bietet man aromatisierte oder intensiv gewürzte Speisen an, die die Esslust steigern. Auch ein Zusatz an Glutamat (siehe Seite 134) wird für ältere Menschen empfohlen, denen es an Appetit mangelt.

Schweine lieben »Tuttifrutti«

Wenn Aromen also Oma und Opa auf den Geschmack bringen, dann können sie das auch bei allen anderen Menschen, egal, ob groß oder klein. Diesen Effekt macht man sich in der Tiermast sogar gezielt zunutze. Beliebt ist bei Ferkeln beispielsweise das Aroma exotischer Beeren, dunkler Kirschen, sommerlicher Früchte, der Geschmack von Zitrusfrüchten und der von »Tuttifrutti«, einem Mix aus verschiedenen Früchten. Auch die Geschmacksrichtungen Vanille, Kokos und Butter munden den Ringelschwänzen – das behauptet zumindest Danisco. Das ist ein dänischer Aromastoffhersteller, der spezielle Geschmacksstoffe fürs Tierfutter anbietet. Er wirbt damit, dass derart aromatisiertes Futter bei Schweinen die Nahrungsaufnahme erhöhe und sich auch dafür eigne, die Jungtiere von der Mutterbrust zu entwöhnen, so dass sie Fertigfutter fressen.

Das Aroma von Zitrusfrüchten scheinen Schweine besondern zu lieben. Das Danisco-Aromastoffpräparat »Flavodon

Citrus Spice Powder« sorgte einer spanischen Studie zufolge dafür, dass sich bei Schweinen die Nahrungsaufnahme um 36 Prozent erhöhte. Die Verwendung von verschiedenen Fruchtaromen steigerte den Verzehr um satte 12 Prozent. Aromastoffe sind darum ein üblicher und legaler Zusatz im Tierfutter. Die Futterzusatzstoffverordnung 1831/2003 erlaubt sie sogar ohne Einschränkung für alle Tierarten. Sie gelten als »sensorische Zusatzstoffe«, also Substanzen, die den Geschmack des Futters verbessern, erklärt Heiner Westendarp von der Fachhochschule Osnabrück vom Fachbereich Tiernahrung. Sie hätten auch eine positive Wirkung auf die Futteraufnahme und Verdauung, erklärt er. Aromen würden vor allem im sogenannten Prestarter eingesetzt, das ist Beifutter für Ferkel, die noch bei der Mutter saugen, aber langsam entwöhnt werden sollen. Aber auch im Aufzuchtfutter für die Ringelschwänze seien Aromen üblich, erklärt der Fachmann.

Kinder haben Aromen zum Fressen gern

Selbst wenn der Mensch kein Schwein ist, Homo sapiens hat Aromastoffe trotzdem zum Fressen gern. »Ergebnisse aus unserem Labor zeigen, dass Kinder in der Regel sehr auf aromatisierte Lebensmittel stehen«, sagt Kirsten Buchecker vom Technologie-Transfer-Zentrum (TZZ) in Bremerhaven, die die Geschmacksvorlieben von Kindern erforscht. Sie kennt die Diskussion zu der Frage, ob Aromastoffe dick machen, und erklärt, dass sie »sehr kontrovers diskutiert wird«. Sie weiß, dass von aromatisierten Säften mehr getrunken wird als von neutralen. Folglich nehmen die Kinder mehr Kalorien zu sich, die dann den Speck wachsen lassen. Andererseits werde aber auch diskutiert, dass man durch Aromen die Akzeptanz von kalorienreduzierten Lebensmitteln für Kinder erhöhen könne – weil sie ihnen dann besser schmecken.

Tatsächlich wird kalorienreduzierten Lebensmitteln mit weniger Fett und Zucker mit reichlich Erdbeer-, Bananen- oder Vanillearoma auf die Sprünge geholfen. Fehlt Fett als Geschmacksträger und wird am Zucker gespart, wären Light-Produkte (siehe Seite 149) sonst schlichtweg ungenießbar. Ein *Öko-Test* Kindermilchprodukte vom Mai 2007 ergab: Viele Light-Joghurts sind heillos überaromatisiert. Die Tester fanden darin zum einen kein einziges Mal echte Fruchtaromen aus Erdbeeren, sondern stets biotechnologisches Aroma aus dem Labor. Die Becher waren zudem so stark aromatisiert, dass 13 der 23 getesteten Produkte die Rote Karte erhielten. Sie hatten teils bis zu 500-mal mehr Erdbeeraroma in sich als ein Naturjoghurt mit frischen Früchten, der zum Vergleich herangezogen wurde.

Symrise bietet: Aromen für alle Lebenslagen

Das Geschäft mit Aromastoffen brummt. Die Firma Symrise in Holzminden an der Weser ist eine der ganz Großen im Aromenmarkt. Sie jubilierte im März 2008 laut *Finanznachrichten*: Der Geschäftsbereich »Flavour & Nutrition« (also die Sparte Aromen und Ernährung), habe um 5,8 Prozent auf 603,2 Millionen Euro zugelegt. Besonders das Programm »Taste for Life«, das sind Aromenmischungen, die helfen, den Zucker-, Salz- und Fettgehalt in Lebensmitteln ohne Geschmackseinbußen zu reduzieren, hätten das positive Ergebnis vorangetrieben.

Vom Erfolg angespornt, will das weltweit tätige Unternehmen nun auch etwas für die Gesundheit von Kindern tun. Es finanziert in Holzminden einen »Naschgarten«, in dem Kinder Obst, Gemüse, Kräuter und Gewürze nach Gusto anbauen, sie ernten und probieren können. Auf dem idyllisch gelegenen Gelände in der Nähe der Weser mit kleinem Bach, altem Obstbaumbestand und viel Platz drum herum können die Jüngsten nach Herzenslust toben. Bei schlechtem Wetter finden sie in einem alten Eisenbahnwaggon Unterschlupf und basteln. Ziel ist es, die Sinne für natürliche Lebensmittel zu schulen und somit eine gesunde Ernährung zu fördern.

Das ist löblich. Das ist sogar vorbildlich. Doch es wirft die Frage auf: Warum tun die das? »Übergewicht, Fettleibigkeit und andere durch falsche Ernährung bedingte Krankheiten nehmen weltweit bei Kindern und gerade in Deutschland in erschreckendem Tempo zu«, heißt es in der Pressemitteilung zur Eröffnung des Naschgartens. Darum wolle man den Nachwuchs auf spielerische Art und Weise an gesunde Ernährung heranführen und mit dem »Naschgarten« einen ganz neuen Weg der Aufklärung bestreiten.

Vielleicht dachte Symrise aber auch ein klitzekleines bisschen daran, dass die kleinen Besucher mit Mama und Papa auf die Wiese kommen. Und die sind nun mal diejenigen, die Fertiglebensmittel kaufen und somit die Entscheider. Wenn ihnen dann ein wenig der Duft des Naschgartens mit seinen satten Früchten und dem knackigen Gemüse um die Nase weht, dann ist das sicher auch irgendwie für die nächste Kaufentscheidung gut – und somit fürs Geschäft von Symrise.

9. KAPITEL

Vorsicht, light! Wenig Fett für viel Geld – und der Bauch wächst trotzdem

Man könnte meinen, hier wird eine Filmpremiere gefeiert, eine Vernissage eröffnet, oder gleich kommt Herr Steinmeier, unser Außenminister, so zahlreich hat sich die Presse versammelt. Die ARD ist da und auch RTL sowie der Sender N24. Die *Süddeutsche Zeitung* gibt sich die Ehre, auch *Focus*, die *Welt*, *Bild*, *Berliner Morgenpost* und der *Kölner Express* haben sich eingefunden. Doch es geht nicht um Politik, einen neuen Film oder Kunst. Es geht: um die Wurst, um fettarme Wurst, um genau zu sein. Es geht um die fettärmste Wurst aller Zeiten, um es ganz genau zu sagen. »Die neue Wurst macht uns schlank & gesund«, weiß später der *Kölner Express* zu berichten. Und die *Bild-Zeitung* urteilt: »Die neue Wurstgeneration. Nur 3 Prozent Fett – und trotzdem lecker«.

Erfinder der Superwurst, um die es geht, ist der Metzgermeister Josef Pointner aus Mindelheim im Allgäu. Ihn trieb vor sechs Jahren der Ehrgeiz, eine sehr fettarme Wurst herzustellen, die nicht nur von den Kalorienwerten her stimmt, sondern den Gaumen auch geschmacklich befriedigt. Immer öfter kamen nämlich Kunden in sein Fleischergeschäft und sagten, sie könnten leider keine Wurst mehr essen – »wegen dem Cholesterin«. Pointner tüftelte und verwarf immer neue Rezepturen. Keine leichte Sache, denn er wollte die Wurst nicht durch Füll- oder Fettersatzstoffe leichter machen, sondern mittels neuer Technologie. Die Idee dahinter: Wenn die Wurstzutaten zerkleinert werden oder »gekuttert«, wie es in der Fachsprache heißt, kommt es an den Messern normalerweise zu einem Anstieg der Temperatur. Dadurch gerinnt das Eiweiß im Fleisch und kann somit nur wenig Wasser binden. Darum wird Fett, das als Bindemittel fungiert, hineingerührt, damit die Wurst prall und der Geschmack rund ist. Würde man nun die Temperatur an den Messern senken, so Pointners Idee, würde mehr Eiweiß gebunden und Fett als Binder eingespart.

Doch weil es an der Umsetzung haperte und er sein Wurstgeschäft vor lauter Tüftelei fast in den Ruin trieb, suchte er sich schließlich die Unterstützung des Münchner Fraunhofer-Instituts für Verfahrens- und Verpackungstechnik im bayerischen Freising. Dort nahm man – anders als in den Reihen der Industrie – seine Idee ernst.

Die Fraunhofer-Forscher also experimentierten weiter und schafften es schließlich, die Messertemperatur zu senken. Sie verkosteten das Ergebnis und präsentierten schließlich mit Pointner auf besagter Pressekonferenz leichten Bierschinken und Bayerischen Leberkäs, Münchner Weißwurst und Schweinsbratwürstl – alles mit weniger als 3 Prozent Fett. Jetzt saß auch Edeka Südbayern mit im Boot. Die hatte nämlich den Zuschlag für das Patent erhalten, es gekauft und gleich ihre Werbestrategen darangesetzt, das Produkt werbewirksam in Szene zu setzen. So wurde der Werbespruch: »Viel-Leicht. Die Weltneuheit! Unter 3 Prozent Fett« formuliert. Wäre es nach Pointner gegangen, hätte sich der Werbeslogan etwas anders, mehr auf ihn bezogen, angehört: »No Fetty from Seppi makes you happy.« Für ein Unternehmen wie Edeka war dies dann aber doch etwas zu viel Klamauk.

Erleichterung bei Lidl und Aldi

Mit der Seppi-Fraunhofer-Wurst liegt Edeka voll im Trend. Denn Lebensmittel, die weniger Fett oder auch weniger Zucker und dann unter dem Strich weniger Kalorien in sich haben, sind angesagt. Seitdem die ehemalige Verbraucherministerin Renate Künast vor Jahren der Lebensmittelindustrie auftrug, leichte, fettarme Produkte zu entwickeln, weil sowohl Kinder als auch Erwachsene oft so dick sind, dass sie beim Sport schlappmachen, witterten die Lebensmittel-Anbieter ein großes Geschäft. Fortan hieß die Devise: Umsatz mit fett-, zucker- und kalorienreduzierten Lebensmitteln machen.

Natreen und »Du darfst« kennt man ja schon länger. Doch sie haben inzwischen reichlich Konkurrenz bekommen. Fast täglich kommen neue kalorienreduzierte Produkte in die Regale der Supermärkte. Fast jeder Discounter hat heute seine eigene »schlanke Linie« im Sortiment. Bei Lidl heißt sie Linessa, bei Aldi »Be Light« und bei Edeka »Lust auf leicht«. Der Begriff »light«, der die Sparte dieser Produkte prägte, ist heute nicht mehr allzu häufig zu finden. Denn Light-Lebensmittel hatten sich in der Vergangenheit öfters als Mogelpackungen entpuppt. Früher einmal gab es Light-Puddings, die aber kein Gramm weniger Fett oder Zucker in sich trugen als die normalen. Man hatte sie einfach mit Stickstoff aufgeblasen, so dass sie eine leicht-lockere Konsistenz bekamen, die jedoch kalorienschwer wog. Auch der Light-Kaffee mit weniger Koffein ist aus den Regalen verschwunden, weil Kaffee sowieso keine Kalorien hat.

Ein Streifzug durch den Supermarkt zeigt: Heute werden die kalorienerleichterten Produkte vorrangig mit den Begriffen

»fettarm«, »zuckerreduziert« oder »leicht« beworben. Da gibt es »Erdnussflippies leicht« und »Chipsfrisch leicht« von funny frisch, Mayonnaise »so leicht 4,9 Prozent Fett« oder »im Fettgehalt ausbalanciert« von Miracel Whip. Knorr bietet eine Sauce Hollandaise »light« mit 15 Prozent Fett an, der Marmeladenanbieter Schwartau verschiedene Sorten Müsliriegel Corny free »ohne Zuckerzusatz« und Kühne »Rotkohl – der Leichte«. Sogar Leberwurst ist heute leicht, Käse sowieso, und auch der Ketchup für Kinder hat »30 Prozent weniger Zucker«, wie Marktführer Heinz zu werben weiß.

Fettarm ist fetter Trend

»Ganz klar Trend« seien »Wellfood«-Lebensmittel, betonte Carla Ogeia vom Marktforschungsunternehmen Mintel Custom Solutions auf einer Konferenz zum gleichnamigen Thema. Während »Healthfood« landläufig Lebensmittel umfasst, denen gesundheitsfördernde Substanzen wie probiotische Milchsäurebakterien, Ballaststoffe oder Vitamine zugesetzt werden, handelt es sich bei »Wellfood« um Essen, dem Nährstoffe wie Fett und Zucker entzogen werden, damit es kalorienmäßig nicht zu B(a)uche schlägt, um Light-Produkte eben.

Als einen der wichtigsten Umsatztreiber hat das Unternehmen »Produkte, die Low-Fat und ohne Additive beziehungsweise Konservierungsstoffe sind«, ausgemacht. Sie machten derzeit bei den Verbrauchern das Rennen. Der Anteil an Innovationen in diesem Bereich verdoppelte sich in der jüngeren Vergangenheit sowohl in Europa als auch weltweit. Nach einer Umfrage der GfK-Marktforschung in Nürnberg bei 38 Millionen Haushalten zählen immerhin fast 7 Millionen Haushalte zu den von »Healthfood« und »Wellfood« Überzeugten, also jeder Fünfte. Sie sind davon so angetan, dass sie regelmäßig »Low-Fat-Produkte« kaufen. Weitere fast 9 Prozent zählt das Unternehmen zu den »Suchenden«, die das Gesundheitsessen zwar interessant finden, für sich aber noch nicht entschieden haben, wie sie es umsetzen.

So wollen denn auch die Jubelschreie der Firmen nicht enden, die auf das leichte Pferd gesetzt haben: »Der Umsatz mit fett-reduzierten salzigen Snacks hat sich in den vergangenen zwölf Monaten fast verdoppelt«, teilte die Marketingleiterin vom Knusperanbieter Lorenz der *Lebensmittel Zeitung* für das Jahr 2007 mit. Beim Konkurrenten Griesson-de-Beukelaer haben leichte Kartoffelchips und Snackspezialitäten bereits einen Anteil von 20 Prozent an diesem Bereich der Knabbersparte. Nicht zuletzt seien Müsliriegel mit weniger Fett und Zucker »bei den Verbrauchern gut angekommen«, weiß auch der Pressesprecher der Schwartauer Werke der *Lebensmittel Zeitung* zu berichten.

Fettarme Milchprodukte sind die Renner

Die Lebensmittelbranche also ist im »Leicht«-Fieber, wie auch eine Studie der Großbank Goldman Sachs vom Februar 2007 bestätigt. Danach klebte auf zwei Dritteln der von Kellogg's zwischen 2002 und 2005 neu auf den Markt gebrachten Produkte entweder ein »light«-Aufkleber, oder die Schachteln wurden mit einem anderen Kalorienaspekt beworben. Gleiches gilt für 40 Prozent der Produkte von Danone und Coca-Cola und für fast 30 Prozent der Lebensmittel von Nestlé, Unilever und Kraft.

Vor allem fettarme Milchprodukte sind die Renner im Kühlregal. Jeder Zweite kauft sie bereits. Das scheint logisch. Fett liefert neun Kalorien pro Gramm und damit fast doppelt so viel Energie wie Kohlenhydrate und Eiweiß, die nur vier Kalorien pro Gramm in sich haben. Fettsparen scheint also am effektivsten, wenn man weniger Kalorien essen möchte. Fettarm, damit ist nicht nur die fettarme Milch mit 1,5 Prozent Fett oder der Magerquark gemeint – das sind schon alte Bekannte. Es geht vielmehr um Fruchtjoghurts wie »Joghurt mild Diät« von Dr. Oetker, Weihenstephan »Joghurt 0,1 % Fett Erdbeere« und Schoko- und Vanillepuddings wie »Optiwell mit 0,1 % Fett«, die nach Angaben des Anbieters Campina »die niedrigsten Kalorien bei Puddings« bieten. Es geht aber auch um »Crème balance« wie »Crème fraîche, nur 7,5 Prozent Fett« und um den Sahneersatz »Cremefine Vanilla mit 19 % Fett«.

Doch das ist reine Augenwischerei. Wo Fett als Geschmacksträger fehlt, muss etwas passieren. Der Geschmack könnte bei Keksen zwar durch Gewürze wie Zimt und Vanille oder bei einem Joghurt durch einen erhöhten Anteil an Früchten verbessert werden, doch nichts davon passiert. Das zeigt ein *Öko-Test* für Kindermilchprodukte vom Mai 2007. Sämtliche 23 fettarme Varianten wie »Frischli Leckermäulchen Milchquark Mahlzeit 0,2 % Fett«, »Bonyogi 0,1 % Fett«, »Monster Backe 0,1 % Fett« und sogar die »Fruchtzwerge weniger süß« fielen durch massiv erhöhte Zuckergehalte auf. Sie kassierten darum nur das Urteil: »befriedigend« oder »ausreichend«. Zum Vergleich wurde jeweils ein selbstgemixtes Dessert aus 100 Gramm Vollmilchjoghurt plus 50 Gramm frischen Erdbeeren herangezogen, in dem etwa sieben Gramm Zucker enthalten sind.

Fruchtzucker als Dickmacher

Ein Blick in die Zutatenliste der Fettarmen zeigt zudem: Sehr häufig ist darin als Zuckerersatz ein Stoff zu finden, der nicht schlank macht, sondern dick. Es geht um Fruktose, die besser unter dem Namen Fruchtzucker bekannt ist. Diabetiker kennen sie, da sie in der Diabetesdiät erlaubt ist. Anders als Zucker wird Fruktose weitgehend ohne das Hormon Insulin verstoffwechselt, was Diabetikern fehlt. Darum enthalten Diabetikerlebensmittel und auch Rezepte zum Kuchenbacken oftmals Fruktose statt des üblichen Haushaltszuckers.

Nun allerdings mehren sich die Hinweise, dass Fruktose ein echter Dickmacher ist. Das ist nicht nur für Diabetiker schlecht, die sich oftmals mit Übergewicht plagen, sondern für alle, die mit dem Kauf von damit gesüßten Light-Produkten etwas für die schlanke Linie tun möchten. Das legt zumindest eine Studie des Deutschen Instituts für Ernährungsforschung in Potsdam-Rehbrücke (DIfE) nahe. Dort hatte man Mäuse sowohl mit fruktosehaltigen Lösungen als auch mit zuckersüßen Drinks versorgt. Obwohl der Energiegehalt der Getränke gleich hoch war, legten die Fruktose-Mäuse stärker an Gewicht zu und setzten mehr Körperfett an als die Zucker-Mäuse. Sie zeigten auch einen unerwünschten Anstieg der Leberfettwerte. Es sei anzunehmen, dass die Gewichts- und Fettzunahme der Tiere, die die Fruktoselösung tranken, nicht auf eine gesteigerte Kalorienaufnahme zurückzuführen sei, sondern dass Fruchtzucker die Stoffwechseltätigkeit beeinflusse und auf diese Weise die Anreicherung von Körperfett begünstige, schreibt die Erstautorin der Studie, Hella Jürgens.

Schon länger besteht der Verdacht, dass Lebensmittel mit

Fruktose das Dickwerden geradezu begünstigen. In den USA beobachtete man: Nicht nur die Zahl sehr dicker Menschen steigt ständig weiter, auch der Verzehr von fruktosehaltigem Mais-Sirup, der unter anderem zum Süßen von Erfrischungsgetränken eingesetzt wird, nahm in den vergangenen 20 Jahren um mehr als 1000 Prozent zu.

Die Potsdamer Studie liefere nun erste physiologische Hinweise, die einen Einfluss des Fruktosekonsums auf die Zunahme des Körpergewichts und Körperfetts bestätigen, wenn auch erst einmal im Tierversuch, schließt Jürgens.

Ausgerechnet Fruktose also findet sich in immer mehr fettreduzierten Milchprodukten und auch in zuckerfreien Süßigkeiten, denen geschmacklich ein wenig auf die Sprünge geholfen werden soll. Das ist nicht nur Betrug an Abnehmwilligen, es kann auch eine Erklärung dafür bieten, warum der Verzehr von leichten Lebensmitteln bisher das Übergewichtsproblem nicht gelöst hat. Denn das ist der Fall. Zwar steigt der Absatz von Fitnessfood mit weniger Fett und Zucker seit Jahren, doch trotzdem hat der Anteil stark übergewichtiger Menschen in den vergangenen Jahren weiter zugenommen (siehe Seite 169).

Fett macht nicht gleich fett

Doch es scheint so, als sei nicht nur Fruktose ein größerer Dickmacher als der übliche Haushaltszucker. Auch Fett ist nicht gleich Fett. Dazu muss man wissen, dass in fettarmen Produkten zwar an Fett gespart wird, doch fettfrei sind sie darum nicht. Vielmehr stecken darin oftmals unerwünschte gesättigte Fette. Anders als Öle haben diese eine feste Konsistenz und werden darum immer dann eingesetzt, wenn ein Produkt nicht vom Löffel fließen soll, sondern eine gewisse Festigkeit gewünscht wird. Heikel wird es, wenn es sich um sogenannte Transfette handelt, die im Zuge eben dieser Fetthärtung entstehen. Sie erhöhen nicht nur das Risiko für Herz-Kreislauf-Erkrankungen und Allergien, sie machen auch besonders dick, wie eine Studie der Wake Forest University in North Carolina unter Leitung der Forscherin von Kylie Kavanagh zeigt. Sie überprüfte mit ihrem Team, wie sich verschiedene Fette auf das Gewicht auswirken. Dafür fütterte sie Affen mit verschiedenen Mahlzeiten, mal mit, mal ohne Transfettsäuren. Ergebnis: Die Tiere, denen man 8 Prozent Transfettsäuren ins Futter mischte, nahmen in sechs Jahren etwa 7 Prozent an Gewicht zu. Hingegen legten die Tiere, die ausschließlich Mahlzeiten mit gesundem Olivenöl erhielten, nur um 2 Prozent zu. Und das bei jeweils gleicher Kalorienzahl im Futternapf.

Doch das Transfettfutter ließ nicht nur das Gewicht steigen, es setzte auch an den falschen Stellen an, nämlich vor allem in der Bauchgegend. Die Affen, die Transfettsäuren mit dem Essen erhalten hatten, zeigten am Ende des Testzeitraums rund 30 Prozent mehr Bauchfett als die olivenölfressenden Tiere. So ein Bierbauch sieht auch beim Affen nicht nur blöd aus, er ist auch äußerst ungesund. Lagert sich der Speck vor allem vorne am Bauch an, erhöht sich das Risiko für Herz-Kreislauf-Erkrankungen.

Kein Problem, lassen wir Produkte mit Transfettsäuren links liegen, könnte man sagen. Doch die Krux ist, dass sich beim Einkaufen kaum erkennen lässt, ob Transfettsäuren im Light-Produkt stecken oder nicht. Anders als in den USA und in einigen skandinavischen Ländern müssen Transfette hierzulande nicht deklariert werden. Wenn in der Zutatenliste auf der Verpackung steht: »Pflanzliches Fett, gehärtet«, besteht die Möglichkeit, dass auch Transfette drin sind. Sicher ist es aber nicht. Denn nicht jedes gehärtete Fett ist ein dick machendes Transfett.

Fetter Schwindel

Überhaupt sind die Angaben zum Fettanteil auf Tüten, Bechern und Dosen nur bedingt hilfreich. So hat der Gesetzgeber zwar geregelt, was sich »fettarm«, »fettreduziert« oder »energiearm« schimpfen darf (siehe Kasten auf Seite 161), doch gibt es Schlupflöcher. So kann eine Firma auf der Verpackung damit werben, dass das Produkt »30 Prozent weniger Fett« oder Zucker hat. Doch es stellt sich die Frage: Weniger als was denn? Der Gesetzgeber sagt: Weniger als ein vergleichbares normales Produkt. Doch was heißt hier normal? Sind das die Chips, die die Firma als Vollfettvariante anbietet? Oder ist es das, was am Markt üblicherweise in Chips steckt? In jedem Fall ist es ein fetter Schwindel. So enthalten die normalen Chips der Marke funny frisch rund 35 Gramm Fett per 100 Gramm. Das heißt, die fettarme Variante mit dem Hinweis »30 Prozent weniger Fett« hat immer noch knapp 26 Gramm Fett in sich. Das ist zwar rechnerisch korrekt, aber immer noch ein ordentlicher Batzen.

Designerfette statt Butter

Überhaupt tricksen die Firmen ordentlich beim Fett. Ging es vor einigen Jahren noch darum, einfach weniger davon ins Essen zu rühren, um Diätwilligen eine Alternative zu bieten, so müssen die Fettarmen nun mehr hermachen. Sehr oft entpuppten sie sich in der Vergangenheit nämlich als fade, geschmacklose Angelegenheit. Schließlich ist Fett der Geschmacksträger Nummer eins. Eine Möglichkeit, dem Geschmack auf die Sprünge zu helfen, sind Fettaustauschstoffe. Sie sind so beschaffen, dass sie dem Gaumen vorgaukeln, es handle sich um eine cremige, fettähnliche Angelegenheit und sind schon in leichten Joghurts oder in fettarmer Mayonnaise enthalten. Außerdem finden sie sich in Salatdressings, Suppen, Saucen und Desserts mit weniger Fett.

Hinter den Austauschstoffen verbergen sich meist Eiweiße, Kohlenhydrate oder Ballaststoffe, die technologisch so bearbeitet werden, dass sie den Geschmack des Restfettes im Produkt entweder aufnehmen oder im Mund das Gefühl einer vollmundigen, cremigen Masse hinterlassen. Eiweiß lässt sich zum Beispiel so umfunktionieren: Die Proteine werden zu Mini-Kugeln von 20 Mikrometern Durchmesser umgeformt und zusammengeballt. Durch die kugelige Oberfläche nehmen sie den Geschmack von Fett an, ohne dass am Fettgehalt gedreht werden muss. Jedoch hat Eiweiß nur rund halb so viele Kalorien wie Fett, so dass es zu einer Energieeinsparung kommt.

Zerlegt man hingegen Kohlenhydrate – sie sind die Hauptbestandteile von Nudeln, Reis oder Brot – zu sogenannten Dextrinen, Stärke oder Zellulose, so sind sie in der Lage, sich um ein Vielfaches mit Wasser vollzusaugen. Dadurch vermindert sich der Kaloriengehalt der Mayonnaise und auch des Quarks, weil man nun vor allem Wasser mit ein paar Kohlenhydraten drin statt Fett futtert.

Du darfst nicht

Das ist eine gute Sache, oder? Wenn ein Brotaufstrich wie die Rügenwalder Teewurst dank Inulin und Citrusfaser »35 % weniger Fett« in sich hat oder der Sahneersatz »Cremefine Vanilla« aus dem Hause Rama dank der Verdickungsmittel Carragen, Guarkernmehl und Johannisbrotkernmehl nur 19 Prozent Fett liefert (und nicht 30 Prozent wie übliche Sahne), dann muss das doch beim Abnehmen helfen, oder? Wohl kaum! So kamen Studien der ernährungspsychologischen Forschungsstelle der Universität Göttingen zwar schon vor Jahren zu dem Ergebnis, dass das konsequente Austauschen von normalen Lebensmitteln im Rahmen einer Diät gegen fettarme Alternativen ein wenig beim Abnehmen hilft. Allerdings funktioniert das Abnehmen nur mit viel Disziplin. Werden konsequent erleichterte Lebensmittel konsumiert, kann man in eineinhalb Jahren rund 5 Prozent des Ausgangsgewichts verlieren. Wer also vorher 90 Kilogramm wog, bei dem zeigt die Waage anderthalb Jahre später 85,5 Kilogramm.

Disziplin ist vielleicht unter Studienbedingungen möglich, also wenn ein Professor im weißen Kittel alle paar Wochen einen strengen Blick aufs Wiegeprotokoll wirft, aber kaum, wenn in Eigenregie diätet wird. Zu verführerisch ist es eben, wenn es aus der Bäckerei nach frischen Brötchen duftet, es aus der Metzgerei mit Mittagstisch lecker nach gebratener Wurst und

Alles, was Recht ist – oder auch nicht

Als »energiearm« darf ein Produkt ausgelobt werden, wenn es per 100 Gramm nicht mehr als 40 Kalorien liefert. Bei flüssigen Lebensmitteln gilt: nicht mehr als 20 Kalorien per 100 Milliliter. »Energiereduziert« ist das Fertiggericht oder die Tütensuppe, wenn der Kaloriengehalt um mindestens 30 Prozent vermindert wurde.

Wenn ein Produkt um xyz Prozent Fett oder Zucker reduziert wird, muss der besagte Anteil um mindestens 30 Prozent gegenüber einem vergleichbaren normalen Lebensmittel vermindert sein. Welche Bezugsgröße gewählt wird, was also das normale Lebensmittel ausmacht, ist aber nicht definiert.

»Leicht« oder »Light« sind Lebensmittel, wenn sie die Vorgaben für reduzierte Produkte erfüllen. Auf dem Etikett muss mit dabeistehen, inwiefern sie erleichtert wurden, also ob sie weniger Fett oder Zucker enthalten.

»Fettarm« oder »zuckerarm« sind Lebensmittel, wenn sie nur 3 beziehungsweise 5 Gramm des jeweiligen Nährstoffs pro 100 Gramm in sich haben.

Röstkartoffeln riecht oder Freunde zum geselligen Lammbraten einlädt.

Doch selbst, wer Stärke zeigt und sich nicht verführen lässt, hat es nicht leicht. Studien zeigen, dass der Körper sich nicht betrügen lässt. Tests der britischen Ernährungsforscher Peter Rogers und John Blundell von der Universität Leeds zeigen:

Wird morgens ein Leicht-Joghurt gegessen, werden die eingesparten Kalorien über den Tag kompensiert. Am Tagesende hatten die Light-Esser sogar 200 Kalorien mehr intus als diejenigen, die morgens Naturjoghurt gegessen hatten. Fett- und zuckerarme Lebensmittel sättigen eben nicht so gut, schließlich wurden ihnen die Hauptnährstoffe entzogen. Auch spielt die Psyche eine nicht unerhebliche Rolle. In dem Wissen, dass ein Teil der normalen Lebensmittel durch eine erleichterte Variante ersetzt wird, bleibt irgendwo das Gefühl, dass »Du darfst« – nämlich essen. Schlank wird man so allerdings nicht.

10. KAPITEL

Süßstoffe –
eine Mogelpackung macht Karriere

Sarah kennt sich mit Ernährung aus, sehr gut sogar. Sie erklärt ihrem Kumpel Tom, dass die meisten Kinder viel zu viel essen. Bei drei Hauptmahlzeiten und zwei Snacks zwischendurch sei das Kalorienkonto schnell überzogen. Das habe fatale Folgen wie Übergewicht. Wer zu viel wiegt, leidet später unter Diabetes und bekommt einen Herzinfarkt, warnt sie eindringlich. Da muss man was gegen tun. Tom nickt. Und fragt: Aber was? Mehr Bewegung sei nötig, weiß Sarah. Und auf die Kalorien im Essen müsse man natürlich achten. Tom weiß nicht so recht, er ist skeptisch. Gerade leckere Dinge sind es doch, die viele Kalorien haben – Eis, Limo und so weiter. Keine Sorge, meint Sarah. Es gebe eine einfache Lösung für den Genuss ohne Reue: Süßstoffe. Ein damit gesüßter Becher Eis liefere nur sage und schreibe 100 Kalorien, eine 300-Milliliter-Limo weniger als eine Kalorie.

Wenn das nichts ist! Toms schmales Gesicht blickt kritisch. Er knautscht etwas ratlos seinen Fußball. Er ist nämlich überhaupt nicht dick. Und Sport macht er auch. Süßstoffe, mit denen Kalorien gespart werden sollen, will er nicht. Darüber hat er schon Schlechtes gehört. Seine Tante hat gesagt, dass das nichts sei. Das stehe auch im Internet. Sarah blickt streng und hält entgegen, dass im im Internet jeder veröffentlichen könne, was er wolle. Süßstoffe seien völlig unproblematisch. In wissenschaftlichen Studien habe sich kein Süßstoff als heikel erwiesen.

Tom ist baff und schon fast überzeugt. Nun will er aber noch wissen, woher Sarah das alles weiß. Na, aus dem Internet, lacht Sarah. Da könne man alles über Süßstoffe nachlesen. Unter www.suessstoff-verband de.

Klein, stark, weiß

Ob Süßstoffe tatsächlich so sicher sind, wie die Comicfigur Sarah in dem vom Süßstoffverband veröffentlichten Videoclip »Bleib gesund und in Form – kalorienarme Speisen und Getränke helfen dabei« weismachen will, ist die Frage. Denn die Süßungsmittel ohne Kalorien geraten regelmäßig in die Kritik. Einige von ihnen stehen nicht nur im Verdacht, krebserregend zu sein, es wird auch immer wieder in Frage gestellt, ob sie tatsächlich beim Abnehmen helfen. Denn deshalb werden Lebensmittel mit Süßstoff gekauft. Weil sie keine oder kaum Kalorien liefern, kann man Pudding, Kaffee und Tee oder auch Marmelade quasi kalorienfrei verzehren.

Süßstoffe sind in Form von kleinen Tabletten, Flüssigsüße und als zuckerähnliches Pulver erhältlich, die man in den Tee oder Kaffee statt Zucker rührt. Sie verbergen sich aber auch in zahlreichen Lebensmitteln. Im Rotkohl von Kühne mit »40 Prozent weniger Kalorien« etwa und im »Trink Fix Fruchtmixer kristallzuckerfrei und 50 Prozent kalorienreduziert« für Kinder von Anbieter Krüger aus Bergisch Gladbach. Sie süßen auch die »Multi-Vitaminbonbons Waldfrucht« von der Vivil Müller GmbH und stecken im Erdbeerjoghurt »Der große Bauer kalorienreduziert« von der Privatmolkerei Bauer.

Bisher ging man davon aus, dass Übergewicht die Folge

eines Ungleichgewichts von Nahrungsaufnahme und Energieverbrauch ist. Sprich, wer zu viel isst und sich zu wenig bewegt, wird eben dick. Folglich kann, wer weniger isst, mit Süßstoffen Kalorien spart und mehr Sport macht, Pfunde reduzieren. Diese Meinung wird nach wie vor von den meisten Ernährungsfachleuten hochgehalten und ist somit Konsens in der hiesigen Ernährungslandschaft. Der Ansatz ist ja auch praktisch, denn er schiebt den Dicken den Schwarzen Peter zu. Sollen die halt weniger mampfen und mit dem Essen aufhören, wenn sie satt sind. Ach ja, und sie sollen sich mehr bewegen. Ex-Verbraucherminister Horst Seehofer gab sogar die Parole »Fit statt fett« aus – die aufgrund des Protests eines Forums engagierter übergewichtiger Menschen aber wieder eingestampft wurde, weil sie doch zu diskriminierend war. Sie stimmt so auch nicht. Aus Studien weiß man, dass es Übergewichtige gibt, die sich viel bewegen, normal essen und trotzdem kugelrund sind. Andere Untersuchungen zeigen, dass bei ihnen der Pegel an dem Sattmacherhormon Leptin zwar hoch ist – sie aber dennoch keine Sättigung empfinden und somit regelmäßig von Heißhunger geplagt werden.

Selbstsüchtiges Hirn

»Übergewicht entsteht im Gehirn«, sagt Achim Peters. Der hochgewachsene, schlanke Professor mit den blitzblauen Augen von der Medizinischen Uniklinik I der Universität Lübeck steht einem Team von 17 Wissenschaftlern vor, das einen ganz neuen Forschungsansatz in Sachen Übergewicht verfolgt. Dieser wird von der Deutschen Forschungsgemeinschaft (DFG) für so wichtig erachtet, dass sie die Forschung mit insgesamt 6,5 Millionen Euro fördert.

Nach Peters' Ansatz ist unser Gehirn selbstsüchtig. Es mache zwar nur 2 Prozent des Körpergewichts aus, beanspruche aber 40 bis 50 Prozent des Zuckers für sich, der im Blut kursiert, also rund 200 Gramm täglich. Darum nannte er seine These »Selfish Brain« oder auf Deutsch »selbstsüchtiges Gehirn«. Auch wenn Selbstsucht per se keine wohlgelittene Eigenschaft ist, so habe die Selbstsucht im Kopf etwas Gutes, ja Essenzielles. Schließlich vollbringt das Gehirn ständig Höchstleistungen, ist Schaltstelle für zahlreiche Prozesse im Körper. Und dafür braucht es Brennstoff, Glukose oder Zucker genannt.

Die Energieversorgung des Gehirns erfolgt immer nach einem bestimmten Schema. Zuerst werden Organe wie das Fettgewebe, die Leber und die Muskulatur angezapft. Sie müssen die Energie in Form von Glukose bereitstellen. Peters spricht auch von Allokation oder Umverteilung, weil der Powerstoff von einem zum anderen Organ gereicht wird. Wenn diese Energiemenge nicht ausreicht, dann wird das Signal: »Essen!« ausgegeben. Der Mensch bekommt Hunger, geht zum Kühlschrank, nimmt Schnitzel und Erbsen heraus, wirft sie in den Kochtopf, bereitet sie zu und verspeist das Ganze. Im Körper angekommen, werden die Nährstoffe abgebaut, die Glukose wandert ins Gehirn, und alles ist gut.

Doch es kann zu Störungen des fein abgestimmten Systems kommen. Dann, wenn die Hunger-Botschaft des Gehirns die Organe nicht erreicht oder es zu einer Fehlermeldung kommt. Die Folge kann ein »Stau in der Lieferkette« sein, wie es Peters anschaulich beschreibt. Die Energie erreicht also nicht das Gehirn, sondern bleibt irgendwo zwischen Magen und Hirn auf der Strecke. Darum wird erneut die Parole »Hunger« ausgegeben, und die Nahrungsaufnahme wird weiter gesteigert, obwohl eigentlich genügend Zucker im Blut kursiert. Die überschüssige Energie wird stattdessen in den Organen gespeichert. Die Folge ist Übergewicht und mit der Zeit: Fettsucht.

Aber wodurch wird das System gestört? Peters beschreibt verschiedene Möglichkeiten. Da wären zum einen die »Hardware-Fehler« wie Hirntumore oder Erkrankungen infolge von Gendefekten, die aber selten sind. Von größerer Bedeutung sind »Software-Fehler« im Sinne einer Falschprogrammierung. Dazu kann es kommen, wenn das Gehirn aufgrund von Stress, Einsamkeit oder Frust gehäuft die Botschaft: »Essen« aussendet, obwohl es gut versorgt ist. Hier kann die Konditionierung auf ein bestimmtes Essverhalten, etwa das Vertilgen großer Mengen an Süßigkeiten als Antwort auf den Stress, die Folge sein. Auch eingängige Werbebotschaften für Süßigkeiten können für eine Falschprogrammierung im Gehirn sorgen.

Süßstoffe irritieren das selbstsüchtige Hirn

Nun aber zurück zum Süßstoff. Der dritte Störbereich nämlich sind Falsch-Signale. Sie werden von verschiedenen Stoffen ausgesendet, etwa Medikamenten wie zum Beispiel Antidepressiva, Drogen, Nahrungsinhaltsstoffen oder Chemikalien. Sie können die Vorgänge im Hirn so durcheinanderbringen, das es gar nicht mehr selbstsüchtig ist, sondern im Gegenteil schwach wird. Auch Weichmacher aus Verpackungen für Lebensmittel manipulieren die Vorgänge im Hirn (siehe Seite 89). In diese

Kategorie fallen aber auch die Zusätze in Lebensmitteln, um die es hier geht: Süßstoffe.

Peters verweist auf eine französische Studie, die kürzlich eine Art »Dimensionsveränderung« in der Forschungslandschaft erbracht habe. Die Forscherin Magalie Lenoir von der Universität Bordeaux machte mit ihrem Team einen Versuch, der überprüfen sollte, was Ratten als Belohnung bevorzugen: Süßstoff oder Kokain. Dazu wurden die Nager zunächst so geschult, dass sie lernten, dass es bei Erledigung einer Aufgabe zur Belohung ein Leckerli gibt: Kokain oder eine Wasserlösung mit Süßstoff.

Die Tiere verstanden das Prinzip schon bald, machten ihren Job und erhielten eine der zwei Belohungen. Im zweiten Teil der Studie brauchten sie nicht mehr zu ackern, sondern durften sich gleich ihre Prämie abholen. Dafür konnten sie frei zwischen Saccharin und Kokain wählen. Wofür sie sich entschieden? Genau 94 Prozent der Tiere wählten den Süßstoffdrink. Süß wurde also höher bewertet als Kokain.

»Die Studie ist eine Dimensionsveränderung, weil gezeigt werden konnte, dass Süßperzeption zu langandauernden Veränderungen im Gehirn führt. Der Süßstoff moduliert Lernprozesse, und somit gibt es eine langfristige Veränderung der Energieanfrage des Gehirns«, erläutert Achim Peters. Damit werde eine Verhaltensstrategie fest fixiert und bleibe dann möglicherweise ein Leben lang weiterbestehen. Oder anders gesagt: Wer sich in Stresssituationen mit süßstoffsüßen Sachen belohnt, um den Stress zu dämpfen und negative Gefühle zu lindern, verwirrt das »Selfish Brain«. Ihm wird weisgemacht, dass dies nötig sei, um die Energieversorgung sicherzustellen. Wird das ungünstige Essverhalten beibehalten und fest etabliert, kann dies in der Fettsucht enden, schließlich liefern auch süßstoffsüße Lebensmittel Kalorien.

Nun können diese Effekte zwar sowohl mit Süßstoff als auch mit Zucker erzielt werden. Die künstlichen Ersatzstoffe scheinen aber besonders problematisch zu sein. Denn sie gaukeln dem Gehirn nur vor, es werde mit Zucker versorgt. Kommt der Schwindel heraus, was zwangsläufig der Fall ist, da Süßstoff kein echter Zucker ist, fordert das Gehirn neuen Brennstoff, eben Glukose, an. Der wird in Form von Essen, also Kalorien, bereitgestellt, und es wird möglicherweise mehr verspeist, als der Figur guttut. Achim Peters' Kollege, der Psychologe Ulrich Schweiger, rät darum dazu, alles wegzulassen, was die Allokation stört, also das von Natur aus fein ausgeklügelte Versorgungssystem des Gehirns mit Glukose in die Irre führt. Eben Süßstoffe. Aber auch fettarme Lebensmittel und Light-Produkte. Denn sie liefern nicht die Energie, die die Zunge schmeckt und das Hirn braucht: Kalorien in Form von Süßem und Fetthaltigem.

Dick durch Diätsüße

Wie wenig hilfreich Süßstoffe sind, zeigen weitere Studien. Dass Testpersonen, die morgens einen Joghurt mit Süßstoff verzehren, über den Tag mehr in sich hineinstopfen, als wenn ein ungesüßter Joghurt oder einer mit Stärkezusatz gegessen wird, wies der britische Forscher John Blundell von der Universität Leeds schon vor rund 20 Jahren nach: Die Versuchsteilnehmer kompensierten die durch Süßstoff eingesparten Kalorien. Der Psychologe erklärte dies mit einer unphysiologischen

Ausschüttung von Insulin. Das Hormon wird normalerweise ausgegeben, wenn es Zucker abzutransportieren gilt. Blundell meinte nun, dass allein der süße Geschmack des Süßstoffs den Körper dazu anrege, das Hormon freizusetzen. Diese sogenannte cephalische Insulinsekretion führt dann dazu, dass der Blutzuckerspiegel stark abfällt, schließlich gibt es keinen Zucker abzutransportieren – wodurch es zu einem Hungergefühl kommt.

Gegen diese These legte der Deutsche Süßstoffverband sein Veto ein. Schließlich musste er um den Ruf seiner Produkte fürchten. Er gab Mitte der neunziger Jahre bei der Europäischen Gesellschaft August Bier für Ökologie und Medizin eine Studie in Auftrag, die das Verhalten des Süßstoffs im Blut überprüfen sollte. Ergebnis: »Die Süßstoffe verhalten sich hinsichtlich der Beeinflussung des Plasmainsulin- und Blutglukosespiegels vergleichbar mit Wasser.« Allerdings wurde die Studie anschließend heftig kritisiert. Unklar sei gewesen, ob die Studienteilnehmer bei Erhalt des Süßstoffdrinks nüchtern gewesen seien. Auf leeren Magen gebe es nämlich keine cephalische Insulinsekretion. Sie tritt meist nur dann auf, wenn bereits etwas gegessen wurde, sagte der Ernährungspsychologe Volker Pudel damals gegenüber dem *Öko-Test Magazin*.

Weil er Klarheit haben wollte, führte er zwischen 1988 und 1992 am Ernährungspsychologischen Institut der Universität Göttingen, das er jahrzehntelang leitete, eigene Untersuchungen durch. »Unsere Studien haben gezeigt, dass allein Anblick und Geruch von Speisen eine relevante Insulinsekretion auslösen können«, erklärt Pudel auf Anfrage. Jedoch nicht bei allen Personen und auch nicht im Wiederholungsversuch bei den gleichen Probanden, schränkt er die Erkenntnisse ein. Dies wird damit erklärt, dass der Körper mit der Zeit anscheinend lernt, dass Süßstoffe kein Zuckerlecken sind und somit auch kein Insulin benötigen.

Fazit: Wer hin und wieder Süßstoff verwendet, muss damit rechnen, dass dies zu Heißhungeranfällen führt, was wiederum bedeutet, dass mehr gegessen wird. Wer dauernd zu den alternativen Süßen greift, muss diese Reaktion nicht befürchten, da sich der Körper an den Schwindel gewöhnt.

Doch schlank wird man mit Saccharin, Aspartam und Co. trotzdem nicht. Das zeigen weitere Studien aus Göttingen, die für den Ernährungsbericht der Bundesregierung durchgeführt wurden. Über vierzehn Tage und dann nochmals über vier Wochen erhielten Testpersonen zuckersüße oder mit Süßstoff gesüßte Puddings jeweils vormittags und nachmittags im Rahmen einer Diät. Ergebnis: »Die Gewichtsabnahmen in beiden Gruppen waren gleich, obwohl die »Zuckergruppe« 250 Kalorien mehr gegessen hatte. Eine Hilfe durch Süßstoffe bei der Gewichtsreduktion habe man nicht gefunden, erläutert Pudel. Diese doch recht eindeutigen Erkenntnisse schlugen sich dann aber doch nicht in der wissenschaftlichen Literatur nieder. Sie wurden für den Ernährungsbericht 1996 »gestrichen«, so Pudel, weil die Ergebnisse damals (noch) nicht in das Lehrbuchwissen der Ernährungswissenschaft passten. Darum verschwanden sie in der Versenkung, in den Archiven der Universität, wo sie bis heute ruhen.

Ferkel finden Süßstoff saugut

Sicher ist aber schon mal: Tieren schmecken Süßstoffe super. Verzehren sie damit gesüßtes Futter, entwickeln sie sich prächtig. Die britische Firma BFI Innovations, ein Anbieter von Süßungsmitteln für Tierfutter, jubelt: Ein Zusatz an »Optisweet« im Ferkelfutter erhöht die Futteraufnahme um 17 Prozent und das Gewicht der Rosaroten um 16 Prozent (im Vergleich zu ungesüßtem Futter).

Weil der Braten üppig ausfallen soll, ist ein Süßstoffzusatz in der Tiernahrung sogar offiziell erlaubt. Die sogenannte Futtermittelverordnung gestattet den Süßmacher Saccharin für die Ferkelaufzucht. Neohesperidin ist als Futterzusatz für Kälber, Schafe und Hunde anerkannt. Offiziell sind Süßstoffe zwar nicht zum Gewichtzulegen gedacht, sondern eine Art Abstillhilfe für Ferkel, damit sie von der Sauenbrust lassen und sich ans richtige Futter gewöhnen, doch der Futterzusatz ist bis zum Ende des vierten Lebensmonats erlaubt. Zu diesem Zeitpunkt sind die Tiere längst entwöhnt, und das blutige Ende ist nah. Das letzte Stündlein eines Schweins hat in der heute üblichen Schweinemast nämlich schon nach rund sechs Monaten geschlagen.

Dass Süßstoffe den Appetit richtig anheizen, zeigen nicht zuletzt aktuelle Studien. Eine wurde von US-Wissenschaftlern im Februar 2008 im Fachblatt *Behavorial Neuroscience* veröffentlicht. Sie gaben Ratten entweder mit Saccharin gesüßten Joghurt oder alternativ Joghurt mit Zucker zu fressen. Anschließend durften sich die Tiere frei an einer großzügig bemessenen Nahrungsration bedienen. Ergebnis: Die Ratten, die den süßstoffsüßen Joghurt gegessen hatten, aßen im Anschluss wesentlich mehr als die »Zuckergruppe«. Doch nicht nur das. Sie setzten auch mehr Speck an und konnten das Gewicht später nicht wieder zurückfahren. Vermutlich komme es durch den süßen, aber kalorienfreien Geschmack zu Problemen bei der Kontrolle der Kalorienzufuhr, sprich der Sättigung, erklären die Psychologen Susan Swithers und Terry Davidson von der Abteilung Psychologie der Purdue Universität in West Lafayette, die die Studie durchführten. Sie mutmaßen sogar, dass Süßstoffverzehr eine Erklärung dafür sei, dass die Fettleibigkeit in den USA seit dem Aufkommen künstlicher Süßungsmittel rapide zu- und nicht abgenommen habe. Und sie gehen auch davon aus, dass sich die Ergebnisse mit anderen Süßstoffen wiederholen lassen.

Süßstoff macht nicht satt

Dass sie damit goldrichtig liegen, bestätigt eine US-Studie der Universität von Colombia in San Diego. Bei zwölf Studienteilnehmern wurde gemessen, was passiert, wenn Zucker beziehungsweise Süßstoff in Form von Sucralose gegessen wird. Mit Hilfe der funktionalen Magnetresonanztomographie wurden die Reaktionen auf die süße Botschaft im Belohnungszentrum des Hirns gemessen. Ergebnis: Während echter Zucker dem Hirn ein satt machendes Erlebnis beschert, scheint diese Wirkung bei Süßstoffen auszubleiben, berichten Wissenschaftler um den Psychiater Guido Frank. »Unsere Hypothese ist, dass Sucralose einen schwächeren Resonanzmechanismus hat, wenn es darum geht, das Verlangen zu beenden und satt zu werden.« Und: »Diese Erkenntnis sollte berücksichtigt werden, wenn Diät- und Ernährungspläne entwickelt werden.«

Obwohl vieles darauf hindeutet, dass Süßstoffe nicht die erwünschte Wirkung haben, sondern im Gegenteil das Übergewicht sogar anheizen, brechen hiesige Ernährungswissenschaftler nach wie vor eine Lanze für Saccharin und Co. »Für Personen, die abnehmen oder Übergewicht vermeiden möchten, sind Süßstoffe im Rahmen einer ausgewogenen Ernährung eine gute Alternative«, teilte Deutsche Gesellschaft für Ernährung noch im August 2007 in einer Pressemitteilung mit dem Titel »Süßstoffe – süß und sicher« mit. In dem Fachblatt »DGE-Info« rechnet die Gesellschaft vor, dass sich durch den Austausch von Zucker gegen Süßstoff im Kaffee oder Tee pro Jahr 23360 Kilokalorien sparen lassen. Das entspreche einem Gewichtsverlust von gut drei Kilogramm Körpergewicht jährlich.

Doch wie sagte schon der deutsche Schriftsteller Karl von Holtei so treffend: »Die Theorie träumt, die Praxis belehrt.«

11. KAPITEL

Wo ist all das Bittere hin?
Wie unser Essen
den natürlichen Appetitzügler verlor

Igitt! Als die dreijährige Jennifer in das bittere Radieschen beißt, verzieht sie ihr Gesicht. Es wird vermutlich Jahre dauern, bis sie diese Erfahrung ausblenden und sich wieder trauen wird, in eine von den herzhaften Knollen zu beißen. Bei Spinat, Rosenkohl und Sellerie zeigen sich ähnliche Reaktionen. Der Mund verzieht sich, und Jennifer schiebt das angebotene Gemüse entrüstet zur Seite: Wie kann man es nur wagen, ihr solche ekelhaften Dinge zuzumuten?

Die Eltern von Jennifer sind freilich besorgt. Sie fragen sich, wie sie überhaupt irgendwelche Vitamine in ihr Kind hineinbekommen, wenn es bei allem abwinkt, was nur ein wenig herb schmeckt. Denn wie sagte schon unsere Großmutter so treffend: »Was gesund ist, muss auch bitter schmecken!« Doch Jennifer kann das nicht überzeugen. Sie liebt bunte Fruchtjoghurts und isst auch gerne mal eine salzig-fette BiFi-Wurst, aber von Salat, Tomaten, Gurken und anderem Gemüse lässt sie konsequent die Finger.

Doch Jennifers Eltern können sich trösten: Die Ablehnung ihrer Tochter gegenüber Bitterem teilt sie mit Millionen anderen Kindern auf der Welt. Süß, salzig und deftig: Ja. Doch sauer eher selten und bitter am besten gar nicht. So sieht der Verteilungsplan der kindlichen Geschmacksvorlieben aus. Und das ist normal, weil bitterer Geschmack in ihrem Gehirn als sensorischer Alarmton der höchsten Dringlichkeitsstufe gespeichert ist. »Die ursprüngliche Aufgabe des Bittersinns besteht darin, uns vor dem Verzehr giftiger Speisen zu warnen«, erklärt Molekularbiologe Maik Behrens vom Potsdamer Institut für Ernährungsforschung. Denn die meisten Gifte schmecken bitter. Wie etwa das Alpha-Tomatin in unreifen Tomaten oder das Solanin in grünen Kartoffeln. Sie lösen über die Reizung der Bitterrezeptoren auf der Zunge einen Alarmreiz aus, der dann signalisiert: »Stopp! Hier darfst du nicht weiteressen!« Ein Schutzreflex, ohne den der Mensch schon ausgestorben wäre.

Die besonders empfindlichen Reaktionen der Kleinkinder auf Bitteres haben ihren Ursprung in der frühen Menschheitsgeschichte, als der Homo sapiens noch als Sammler unterwegs war, um in den Genuss von Beeren, Nüssen, Pilzen, Blättern, Blüten und anderen vegetarischen Erzeugnissen der wilden Natur zu kommen. Darunter war viel Schmack- und Nahrhaftes, aber auch Giftiges und potenziell Tödliches. Die Erwachsenen erkannten diese Gefahren durch ihre Erfahrung. Doch den Kindern fehlte dieser Horizont noch, sie mussten sich auf das Warnsystem von Geruch und Geschmack verlassen. Diese vor allem gegen Bitteres gerichtete Überempfindlichkeit haben sie bis heute, obwohl sie eigentlich – zumindest in den Zivilisationsgesellschaften mit ihrer Lebensmittelüberwachung – kaum noch nötig wäre, weil so gut wie nichts Giftiges mehr auf die Teller kommt. Doch mitunter dauert es eben eine Weile, bis sich überflüssige physiologische Prozesse im Laufe der Evolution zurückentwickeln.

Ungefähr zur Pubertät jedoch lässt beim Menschen die prinzipielle Aversion gegenüber Bitterem deutlich nach. Er beginnt, mit dieser Geschmacknote zu spielen, und findet Gefallen an den herben Nuancen von Bier, Wein, Bitter Lemon, Tee und Kaffee. Aus dem ursprünglichen Alarmsignal wird eine kulinarische Bereicherung. Vorausgesetzt, dass man nicht vorbehaltlos den Entbitterungsstrategien der Lebensmittelindustrie folgt, sondern den eigenen Sinn fürs Bittere bewahrt.

Zartbitter für den Mann, Vollmilch für die Frau

Der Geschmacksinn des Menschen ist im Vergleich zu anderen Sinnen wie etwa Sehen und Hören ohnehin schon hoch entwickelt, doch dabei sticht das Gespür fürs Bittere noch einmal heraus. »Auf der Zunge existieren 25 verschiedene Bitterrezeptoren, deren Zusammensetzung von Mensch zu Mensch stark variieren kann«, erklärt Molekularbiologe Behrens. »Wir schmecken Bitterkeit kaum alle gleich.« Generell gilt aber: Frauen reagieren auf Bitteres empfindlicher als Männer. Ihre entsprechende Empfindungsschwelle liegt niedriger, sie schmecken bereits Speisen und Getränke als bitter, auf die Männer noch nicht reagieren. Auch dies ist ein Relikt aus früheren Zeiten der Geschichte, als die Kinderversorgung ausschließlich den Frauen übertragen wurde, die daher ein besonderes Augenmerk auf ungenießbare Speisen haben mussten.

Heute empfinden die meisten Frauen ihre Bitterempfindlichkeit eher als eine kulinarische Altlast, die es zu betäuben und kaschieren gilt. Von der Lebensmittelindustrie werden sie in dieser Einschätzung nur zu gerne bestärkt. So kreieren die Brauereien seit 1993 spezielle Biere, um auch weibliche Kundschaft für den Gerstensaft zu interessieren. Dazu zählen neben den diversen »Gold-Bieren« auch Biermischungen wie »Becks

Chilled Orange« und »Cab Lemon & Beer« von Krombacher, von denen mittlerweile pro Jahr schon mehr als zwei Millionen Hektoliter in Deutschland verkauft werden. »Diese Produkte haben aber mit Bier im eigentlichen Sinne gar nichts mehr zu tun«, kritisiert Frank-Jürgen Methner, Professor für Brauwesen an der TU in Berlin. »Denn Bier ist kein Chemiebaukasten.« So werden den Mix-Bieren süße Limonaden, Aromen und Sirupzubereitungen zugesetzt und den Gold-Bieren der Hopfenbitterstoff Xanthohumol entzogen. Womit klar wird, dass die neuen Biere vor allem eines nicht mehr sind, nämlich bitter. Denn um Frauen als Bierkunden zu gewinnen, reicht es nicht, den Flaschen ein bunteres Design zu verpassen – man muss auch ihre Bitterempfindlichkeit berücksichtigen.

Auch beim Süßwarenangebot spielt die unterschiedliche Bittersensitivität der Geschlechter eine große Rolle. Während Zartbitteres wie etwa die altbekannte herbe Herrenschokolade sich in erster Linie an den Mann mit seinen weniger empfindlichen Bitterrezeptoren richtet, werden für die weiblichen Kunden Schokoladen mit besonders süßen und cremigen Eigenschaften konzipiert, die natürlicherweise besonders viele Kalorien enthalten. Den Frauen fällt es schwer, diesen Reizen zu widerstehen. In deutschen Umfragen stellte sich heraus, dass zwei Drittel von ihnen immer wieder etwas naschen müssen – bei Männern liegt die Quote um etwa 20 Prozent niedriger. Amerikanische Wissenschaftler ermittelten, dass knapp 60 Prozent der Frauen fortwährend mit »einschießenden Essgelüsten« zu kämpfen haben, die in über zwei Dritteln der Fälle auf Schokolade zielen.

Die ausgeprägte Naschlust der Frauen wird dadurch unterfüttert, dass Süßwaren und weiblicher Charakter im Lebensmittelmarketing als uraltes Dreamteam dargestellt werden, nach dem Motto: »Süßes für die Süße« – »sugar for my honey.« Es sind meistens Frauen, die in der Werbung wollüstig an Praline, Schokolade und Sahneeis nuckeln, und weniger die Männer. In der Duplo-Werbung nagen wohl zwei Männer an »der längsten Praline der Welt«, doch sie tun das ja nur, um das Herz der Schönen für sich gewinnen – der eigentlichen Expertin für Schoko-Angelegenheiten.

Vielfältig – und immer wieder unterdrückt

»Die Welt der Bitterstoffe ist außerordentlich komplex«, erklärt Behrens. Und Karl Herrmann, emeritierter Professor für Lebensmittelchemie in Hannover, ergänzt: »Es steht heute fest, dass eine nicht unbeträchtliche Zahl organischer Verbindungen je nach Konzentration mehr oder weniger bitter schmeckt.« Bei den Bitterstoffen handelt es sich also nicht um eine Substanzgruppe im chemischen Sinne, sondern um zahlreiche unterschiedliche Verbindungen, die bei uns auf der Zunge die Empfindung »bitter« auslösen.

So verdanken Möhren ihre bitteren Noten in erster Linie einem Stoff namens Falcarindiol, der sich vor allem im dicken Endstück des Wurzelgemüses ansammelt. Tee und Kaffee schmecken wegen ihrer Polyphenole, Purine und hohen Koffeinanteile bitter. Auch der Wein erhält seine herben Noten durch die früher als »Gerbstoffe« bezeichneten Polyphenole. In seinen roten Sorten sind ihre Anteile naturgemäß besonders hoch, weswegen hier überdurchschnittlich oft mit Süßmachern gepanscht wird.

Italien wurde im Frühjahr 2008 zum wiederholten Male

von einem schweren Weinskandal erschüttert, bei dem im roten Rebensaft neben zugesetztem Zucker auch Salzsäure entdeckt wurde, die nicht nur dessen Farbe zum Glitzern bringen, sondern auch seinen Geschmack spritzig machen sollte. Winzer in der Toskana haben zudem mehrere Rebsorten miteinander vermischt, um ihrem normalerweise sehr schweren Brunello-Wein für den amerikanischen Markt eine leichtere und süßere Note zu verleihen. Laut Gesetz darf sich ein Wein aber nur dann »Brunello« nennen, wenn er zu 100 Prozent aus Sangiovese-Trauben produziert wurde. Für die Winzer ist das ein echtes Problem, weil nämlich gerade diese Trauben ausgesprochen bitter schmecken und die Schleimhäute im Mund zusammenziehen lassen, als hätte man ein Stückchen Eichenrinde abgeleckt.

Zitrusfrüchte wie etwa die Pampelmusen und Orangen verdanken ihren Bittergeschmack vor allem dem Limonin und Naringin. Beide Stoffe machen die Fruchtsaftherstellung ausgesprochen schwierig, weil sie genau in dem Moment freigesetzt werden, wenn man die Früchte zu Saft presst und ihre Zellwände zerstört. Die Hersteller begegnen diesem Problem entweder mit großen Mengen an Zucker oder Zuckerersatzstoffen oder aber mit Adsorber-Harzen, die dem Saft beide Bitterstoffe so weit entziehen, dass man sie nicht mehr schmecken kann.

Diese Harze arbeiten selektiv, das heißt, sie haben keinen Einfluss auf die Mineral- und Vitaminwerte der Säfte. Aber sie rauben ihnen natürlich große Mengen an Limonin, das sich im Labor als wirksamer Tumorhemmer und Krebsschutz herausgestellt hat. Die Entbitterung per Adsorber wird also mit einem Verlust von gesundheitsfördernden Wirkungen bezahlt. Aber ohne diese Verarbeitungstricks hätten Fruchtsäfte beim Verbraucher wohl keine Chance. Denn die Bitterkraft des Limonins ist enorm. Wer wissen will, wie es schmeckt: Einfach nur ein paar Grapefruit- oder Zitronenkerne zerkauen. Denn dort sitzt besonders viel Limonin, um die Samen vor dem Insektenfraß zu schützen.

Gesundheitliche Vorteile

Das Beispiel des Limonins zeigt bereits: Obwohl Bitterstoffe von unserer Wahrnehmung zunächst als giftig interpretiert werden, können sie günstig für unsere Gesundheit sein. So gelten die Polyphenole aus Wein, Tee und Kakao als krebs- und entzündungshemmend und die Glucosinolate aus dem Kohl als antimikrobiell und cholesterinsenkend. Linolensäure, die man vor allem in Lein-, Hanf- und Walnussöl findet, gehört zu den mehrfach ungesättigten Fetten und zieht Enzyme auf sich, die der Körper sonst zur Bildung von Schmerz und Entzündungen auslösender Arachidonsäure verwenden würde. Sie gilt daher als Vorbeugung gegen Rheuma und andere entzündliche Erkrankungen. Die bitteren Phenole der Schokolade verbessern den Blutfluss, und sie hemmen – man höre und staune! – das Wachstum von Kariesbakterien. Es sind eben die cremigen Zuckeranteile der Schokoladentafeln und nicht die Wirkstoffe des Kakaos, die den Zahnschmelz attackieren.

Andererseits gibt es Bitterstoffe, die in hoher Dosierung überaus schädlich sein können. Dazu gehört das Koffein, aber auch das Cucurbitacin aus den Kürbisgewächsen und Gurken. Zierkürbisse sind daher ungenießbar für uns, während Esskürbisse und natürlich auch die Gurke kein Problem sind, da sie nur noch geringe Mengen des Giftes enthalten.

Allen Bitterstoffen gemeinsam ist aber die Tatsache, dass sie über ihren Effekt auf die Geschmackswahrnehmung spezifische Reflexe in unserem Körper auslösen. Ihre ursprüngliche Nachricht an unseren Körper lautet: »Achtung, Gift!« Daher bestehen die Bitterstoff-Reflexe im Wesentlichen darin, die Nahrungszufuhr einzustellen oder zumindest herunterzufahren, und darin, die bereits verzehrten Speisen möglichst schnell durch den Körper zu schleusen, damit sie mit ihren mutmaßlichen Giften keinen größeren Schaden anrichten können.

Bitterstoffe gelten deshalb als anregend für die Verdauung. Es werden mehr Speichel, Pankreas-Enzyme und Magensäfte ausgeschüttet, und der Säurewert im Magen geht deutlich nach oben. »Diese Wirkungen beginnen etwa 20 bis 30 Minuten nach der Aufnahme des Bitterstoffes«, erklärt Herrmann. Etwas später werden auch die Muskeln des Darms verstärkt aktiv, um den Nahrungsbrei in Richtung After zu transportieren.

Thomas Richter vom medizinhistorischen Institut der Universität Würzburg geht davon aus, »dass unsere Vorfahren bis zu dreimal pro Tag ihre Gedärme entleerten, und zwar meistens nach den Mahlzeiten«. Noch bis zum Ausklang des 19. Jahrhunderts sei regelmäßiger Stuhlgang den Menschen ausgesprochen wichtig gewesen, weil er für die Ausleitung stand, also für das Entfernen überschüssiger Stoffe, die zu Krankheiten beitragen könnten. »Der Stuhlgang klappte sicherlich auch deshalb besser«, so Richter, »weil man eine ausgewogene Ernährung mit reichlich Bitterstoffen hatte.« Dazu gehörte in manchen Kreisen auch, dass man sich abends mit einem bitteren »Lutertrank« stärkte, der sogar nachts zum Stuhlgang zwang.

Andererseits führen Bitterstoffe nicht dazu, dass der Mensch intensiver und länger kaut. Im Gegenteil: Die Kaubewegungen werden deutlich eingeschränkt, die Mahlzeiten werden geradezu im Schnelldurchgang verschlungen. Das erscheint auf den ersten Blick unlogisch, weil das Kauen eigentlich zur Verdauung gehört. Auf den zweiten Blick ist es jedoch ausgesprochen sinnvoll, weil viele Gifte erst durch das Zerkleinern der Speisen freigesetzt werden. Wenn man den Zeitpunkt für das unmittelbare Ausspucken verpasst hat, ist es besser, die potenziell giftigen Speisen möglichst zügig den Körper passieren zu lassen, anstatt ihre Strukturen zu zerstören und dadurch die Gifte aus ihnen herauszulösen. Die reduzierten Kaubewegungen passen also durchaus zu den anderen Bitterstoffreflexen.

Bitter hält schlank

Weniger einheitlich dagegen sind die Wirkungen der Bitterstoffe auf den Appetit. »Die Studienlage dazu zeigt in unterschiedliche Richtungen«, resümiert Mikrobiologe Behrens. Es spielt offenbar eine große Rolle, in welchem Kontext und in welchen Dosierungen die Bitterstoffe aufgenommen werden. Vor dem Essen in kleinen Mengen verzehrt, wirken sie eher appetitanregend. Kommen sie hingegen während des Essens in größeren Mengen zum Einsatz, drosseln sie eher den Drang zum Weiteressen. Allein deshalb hat die Lebensmittelindustrie kein sonderliches Interesse an der Entwicklung von bitteren Hauptgerichten, während bittere Aperitifs und Vorspeisen in großer Vielfalt angeboten werden.

In jedem Falle haben Bitterstoffe einen großen Einfluss auf das Körpergewicht. Zwar gibt es keinen Bitterstoff, der auf physiologisch direktem Wege schlank macht, doch das Bitterschmecken allein schützt bereits vor überflüssigen Fettpolstern. Laut einer Studie der Rutgers University im amerikanischen Jersey sind Menschen mit sensiblem Bitterempfinden um etwa 20 Prozent dünner als »Non-Tasters« (Nichtschmecker), bei denen es nur schwach ausgeprägt ist. »Nontasters neigen zu fetten und süßen Mahlzeiten, weil sie insgesamt starke Geschmacksreize brauchen«, erklärt Studienleiterin Beverly Tepper. Die Ernährungswissenschaftlerin konnte bereits in früheren Arbeiten zeigen, dass »Non-tasting«-Kinder mehr Voll- statt Magermilchprodukte verzehren, mehr fettige Saucen auf ihren Salat gießen und mehr Butter auf ihre Stullen schmieren als andere Kinder.

Demgegenüber reichen den Bitterschmeckern schon dezentere kulinarische Reize, um befriedigt aus einer Mahlzeit herauszugehen. Sie können sich also auch ein Leben ohne deftige Schweinebraten und würzige Kartoffel-Chips vorstellen, und sie trinken lieber Apfelschorle oder Wasser anstelle von Cola oder Limonaden. Zudem essen sie insgesamt weniger, weil bei ihnen öfter und schneller der Bitter-Alarm läutet und die Appetitbremse auslöst.

Laut Tepper gehören 25 Prozent der Menschen zu den »Non-Tasters«, 25 Prozent zu den »Tasters« – und 50 Prozent zu den »Medium-Tasters«, die wenigstens noch einen mäßigen Bittersinn haben. Während die Nichtschmecker für einen ausgeprägten Bittersinn weitgehend verloren sind, könnten die »Medium-Tasters« ihn noch erlernen. Zwar ist auch ihre Zahl der Bitterrezeptoren auf der Zunge genetisch vorgegeben, doch ihr Gehirn lässt sich noch darauf trainieren, die Abscheu vor dem Bitteren abzulegen und den Bitternuancen in der Nahrung größere Aufmerksamkeit zu schenken. Voraussetzung wäre allerdings, dass ihr Speiseplan entsprechende Reize im Angebot hat. Doch die Wahrscheinlichkeit dafür ist gering, weil unsere Nahrung systematisch entbittert wurde. Man muss eher befürchten, dass sich die meisten »Medium-Tasters« demnächst zu »Non-Tastern« entwickeln werden.

Die Süßen ins Körbchen, die Bitteren ins Kröpfchen

Bitter hemmt den Appetit, und deswegen ist es zwangsläufig geschäftsschädigend für die Lebensmittelindustrie. Sie hat ihre Produkte daher in den letzten Jahren systematisch entbittert, etwa durch den massiven Einsatz von Aromastoffen und Zucker: Rund 80 Prozent der jährlich konsumierten 32 Kilogramm Zucker befinden sich dort, wo man es gar nicht vermutet: in industriell hergestellten Lebensmitteln, von der Salami über den Ketchup bis zur herzhaften Bratensauce. Eine andere Entbitterungsmethode ist der Einsatz von Adsorbern oder Enzymen, durch die sich der Bitterstoffwert einer Speise bis zur Unmerklichkeit drücken lässt. Wobei diese Substanzen nicht unbedingt bei der Herstellung des Lebensmittels selbst zum Einsatz kommen müssen, da man sie auch in die Verpackung einarbeiten kann. So erklärt der österreichische Fachverband der Lebensmittelindustrie in einer Broschüre, wie man mit Hilfe »intelligenter Verpackungsmaterialien« Geschmack und Geruch eines Lebensmittels beeinflussen kann. Auf diese Weise ließen sich »unerwünschte Nebengeschmäcker und Gerüche wie etwa das Limonin im Grapefruitsaft und das Naringin im Orangensaft« problemlos entfernen. So mancher Fruchtsaft kann nur deshalb auf Zucker oder Süßstoff verzichten, weil seine Verpackung die Bitterstoffe aus ihm entfernt.

Eine weitere Entbitterungsstrategie besteht darin, den Bitterstoffen bereits an ihrem Ursprung zu Leibe zu rücken, also im Obst und Gemüse. Dazu bedarf es nicht unbedingt der Gentechnik, es reicht schon die gute alte Züchtung nach dem Muster: »Was süß ist, darf Nachkommen haben; was bitter ist, muss aussterben.« Das dauert zwar etwas länger als Gentechnik, doch weil man dies in der Agrarproduktion schon seit Jahrzehnten und zum Teil sogar schon seit Jahrhunderten praktiziert, sind die Zuchterfolge bereits weithin spürbar. »Durch die Züchtung ist der Bitterstoffgehalt in der Kulturpflanze meist stark vermindert oder sogar ganz unterdrückt worden«, erklärt Lebensmittelchemiker Herrmann.

So gehörten Gurken und Tomaten noch in den fünfziger Jahren zu den Gemüsesorten mit ausgeprägtem Bittergeschmack, doch heute ist davon kaum noch etwas übrig. Tomaten haben mittlerweile eher den Charakter von Obst als von Gemüse, was sich schon allein an Namen wie Cherry- und Kirschtomaten ablesen lässt. Wer noch etwas bitteres Cucurbitacin der Gurke schmecken will, muss schon in eines ihrer Endstücke beißen. Ansonsten vermittelt der Verzehr einer Gurkenscheibe mittlerweile eher den Eindruck, als wenn man auf einem in Zuckerwasser getränkten Waschlappen kauen würde.

Selbst die Kartoffel war in ihren Ursprüngen einmal bitter. Die ersten, die sie domestizierten, waren die Indios der vorchristlichen Zeit. Ihre Kartoffel war ausgesprochen robust gegen Kälte, sonst hätte sie in den Anden, 4000 Meter über dem Meeresspiegel, unmöglich überleben können. Die chemischen »Frostschutzmittel« schmeckten jedoch extrem bitter. Die Indios legten daher ihre geernteten »Papas Aargas« auf Matten, um sie über Nacht gefrieren zu lassen. Am nächsten Morgen ließ man sie auftauen, und dann kamen die Indio-Frauen zum »Kartoffel-Treten«. Sie stampften auf den schwammig gewordenen Knollen, wobei das Wasser samt den in ihm gelösten Bitterstoffen herausgepresst wurde. Danach konnte man die Kartoffeln problemlos essen oder lagern.

Die Spanier wurden zwar auf die Kartoffeln der Indios aufmerksam, doch das Inka-Gold interessierte sie eigentlich viel mehr. Deswegen ist eigentlich bis heute nicht klar, wer genau die Erdäpfel nach Europa brachte. Die ersten Pflanzungen soll es in der zweiten Hälfte des 16. Jahrhunderts nahe Sevilla gegeben haben. Die Engländer kamen auf ihren Geschmack, als ein Schiff der spanischen Armada vor ihren Küsten gestrandet war und Küstenbewohner die Kartoffelladung retteten und anschließend kultivierten. Man kann sich vorstellen, dass sie kein Interesse daran hatten, den Knollen ihren Bittergeschmack per Trampeln auszutreiben. Sie machten sich vielmehr daran, ihnen diesen Makel züchterisch abzugewöhnen – mit Erfolg. In Irland gehörte die Kartoffel schon bald zu den Grundnahrungsmitteln.

Heute ist die Kartoffel weltweit nach Reis, Weizen und Mais das viertwichtigste Nahrungsmittel. Die Hoffnung freilich, sie per Züchtung immun gegen Fäulnis, Insekten und Bakterien zu machen, erfüllte sich nicht. Der Grund: Man setzte gleichzeitig alles daran, ihr die Bitterstoffe rauszuzüchten, womit genau die Substanzen eliminiert wurden, die eigentlich zuständig dafür sind, eine Pflanze vor Kälte, Feuchtigkeit und Schädlingen zu schützen. Man kann eben nicht alles haben: eine süße Knolle und einen umfassenden Schutz vor Umwelt- und Fraßschäden.

Es sei denn, man greift ins Erbgut der Kartoffelpflanze ein. Auf diese Weise ließen sich auch robuste Kartoffeln ohne Bitterstoffe herstellen. »Bisher haben trotz der weltweit sehr schnell anwachsenden Anbaufläche von transgenen Pflanzen die genetisch veränderten Kartoffeln eine sehr geringe Bedeutung«, berichtet der Agrarexperte Paul Egger von der Schweizer Direktion für Entwicklung und Zusammenarbeit. »Doch das könnte sich in absehbarer Zeit grundlegend ändern.«

Bitter-Alternativen

Nichtsdestoweniger bestehen trotz des Bitterstoffentzugs noch Möglichkeiten, den täglichen Speiseplan mit Bitterreizen nachzurüsten. So hat der Nahrungsergänzungsmittelmarkt bereits reagiert und bittere Pflanzenprodukte entwickelt, bittere Kräuterliköre gibt es ja schon länger im Supermarkt. Den Apothekenprodukten ist allerdings gemeinsam, dass sie teuer sind. Die Liköre enthalten ziemlich viel Alkohol. Es bleibt außerdem offen, ob Granulate, Aperitifs und Liköre wirklich genug Bitternuancen in unser Leben bringen, um entsprechende physiologische Veränderungen hervorzurufen. Denn ihr Verzehr ist punktuell, sie setzen ihren Bitterreiz nur kurzfristig und sind daher nicht mit dem Essen eines Chicorée-Salats zu vergleichen.

Immerhin zeigte eine Anwendungsbeobachtung für Urbitter-Granulat, eine in Apotheken erhältliche Mischung aus Blauwarte, Brennnesselblättern, Löwenzahn und anderen Wildkräutern positive Effekte auf das Körpergewicht. Die insgesamt 520 Testpersonen verloren in sechs Wochen durchschnittlich 3,5 Kilogramm und in drei Monaten 4,1 Kilogramm an Gewicht. Sie hatten jeweils vor dem Essen ein Teelöffel des Granulats zerkaut oder über die Mahlzeit gestreut. Versuchsleiter und Allgemeinmediziner Vinzens Nowak freute sich besonders darüber, »dass die Effekte über ein halbes Jahr gehalten werden konnten«.

Eine naheliegende Strategie gegen den Entbitterungstrend in den Nahrungsmitteln besteht darin, ihre wenigen Bitternoten nicht auch noch mit Süßem zuzudecken. Das bedeutet, weniger Zucker in den Kaffee und pures Bier statt Bier-Mix-Getränke, und über den Salat gießt man besser keine Sahnesauce, sondern eine Zubereitung aus Essig und Öl.

Zudem lässt sich der Bittergeschmack einiger Nahrungsmittel über die Zubereitung beeinflussen. So schmecken etwa Möhren im rohen Zustand bitterer, als wenn man sie kocht und püriert. Was nicht nur daran liegt, dass beim Garen und Zerkleinern zunehmend Zucker frei wird, sondern auch daran, dass der Bitterstoffgehalt zurückgeht. Ähnliches gilt für anderes Wurzelgemüse wie etwa Kohlrabi, Rettich, Rote Beete und Sellerie. Für Blattgemüse sowie für Tomaten und Paprika hingegen ist dieser Effekt schwächer ausgeprägt.

Schwarzer Tee ist bitterer als grüner Tee und würzige Kaffeesorten sind bitterer als ihre milden Pendants. Dies soll aber nicht heißen, dass durch sie mehr Bitterkeit in den Alltag kommt. Oft ist nämlich genau das Gegenteil der Fall, weil ihre kräftigen Bitternoten dazu verführen, viel Zucker oder Süßstoff in die Tasse zu geben. Es kann daher sinnvoll sein, auf Grüntee und milderen Kaffee umzusteigen, weil hier der Reiz zum Nachsüßen schwächer ausfällt. Beim Grüntee ist es sogar so, dass man ihn durch Zugabe von Zucker kulinarisch regelrecht »tötet«. Langjährige Grüntee-Trinker verzichten daher in der Regel auf das Nachsüßen. In japanischen Tee-Zeremonien wird er generell ohne Zucker getrunken, man reicht allerdings manchmal ein paar bunte Zuckerplätzchen dazu.

Einige Frucht- und Gemüsesorten haben trotz der züchterischen Manipulationen ihre Bitternote bewahren können. Unter den Äpfeln sind das vor allem die Sorten Boskop, Blauacher, Bohnapfel und Melrose, und gelbe Pampelmusen schmecken noch bitter, während ihre rötlichen Variationen schon fast so süß sind wie eine Orange. Beim Gemüse haben vor allem Chicorée und Endiviensalat einiges von ihrer ursprünglichen Bitterkeit behalten.

Bio-Gemüse entfaltet in der Regel mehr Bitternuancen als seine Konkurrenz aus konventioneller Herstellung. Der Grund: Bittere Polyphenole und Glucosinolate werden von der Pflanze vor allem gebildet, um sich vor Schädlingen zu schützen. Wenn diese Aufgabe jedoch, wie es in der konventionellen Produktion üblich ist, von Pestiziden übernommen wird, werden die pflanzeneigenen Schädlingsbekämpfer überflüssig – und ihre Produktion wird schließlich heruntergefahren. Deswegen schmeckt eben Bio-Gemüse in der Regel etwas bitterer. Wobei mehr Bitterkeit hier nicht heißen soll, dass der Geschmack schlechter ist.

Am ttz-Sensoriklabor Bremerhaven ließ man zehn Testpersonen unterschiedliche Lebensmittel aus ökologischer und konventioneller Herstellung verköstigen. Dem Öko-Tomatenmark wurde dabei durchweg ein fruchtiger und »tomatiger« Geschmack bescheinigt, die Bio-Nougatcreme erhielt ebenso gute Noten. Besonders erfreulich ist aber, dass den Bio-Fruchtjoghurts ein gutes Mundgefühl, ein voller fruchtiger Geschmack und ein angenehmes Aroma attestiert wurde. Denn gerade die Fruchtjoghurts galten bisher als uneinnehmbare Sensorik-Bastion der konventionellen Lebensmittelindustrie, gegen deren geballten Einsatz von Farb- und Geschmacksverstärkern die Bio-Konkurrenten keine Chance hätten.

Für Schokolade gilt: Je dunkler ihre Farbe, desto höher ihr Kakao- und damit Bitterstoffanteil. Unter den Gewürzen entfalten vor allem Fleischgewürze wie Beifuß, Bockshornklee, Eberraute, Estragon, Korianderblätter, Kurkuma, Majoran, Oregano und Salbei bittere Noten. Selbst Joghurt und Kefir sind eigentlich herb, sofern man sie nicht mit Marmelade, Zucker oder Aromastoffen vollstopft. Wer ein Glas reinen Kefir trinkt, verspürt danach in der Regel keinen sonderlichen Hunger mehr.

12. KAPITEL

Explosive Mischung:
Warum Abnehmpillen krank statt schlank machen

Die Schülerin hatte sich zu dick gefühlt. Die Mutter sagt, sie sei normal schlank gewesen. Wie es sich tatsächlich verhielt, lässt sich nicht mehr nachvollziehen, denn die Schülerin ist tot. Sie starb mit nur neunzehn Jahren, weil sie ein Mittel zum Abnehmen eingenommen hatte. Dadurch »verkochte« sie regelrecht – doch der Reihe nach:

Das Mädchen, das mit seiner Familie in Hannover lebte, hatte das Mittel von einer Freundin erhalten, welches in Diätforen als »Tipp zum Abnehmen« gehandelt wird. Abends hatte sie einen halben Teelöffel davon eingenommen, wohl in der Hoffnung, bald wie ein Model auszusehen. Doch schon kurze Zeit später waren Herzbeschwerden und Hitzewallungen bei ihr aufgetreten. Weil ihr die Sache merkwürdig vorkam, begab sie sich ins Agnes-Karll-Krankenhaus in Laatzen bei Hannover. Dort kam sie zunächst in die Notaufnahme, wurde aber am nächsten Tag gegen 13 Uhr auf die Intensivstation verlegt. Doch es war bereits zu spät. Um 15.07 Uhr verstarb sie. Die Todesursache lautete: Dinitrophenol-Vergiftung. So berichtet das Amtsgericht Hannover, das den Fall im September 2007 in drei Terminen verhandeln musste. Die zweiundzwanzigjährige Freundin der Verstorbenen, die das vermutlich aus Russland stammende Mittel übers Internet beschafft hatte, musste sich wegen »fahrlässiger Tötung« vor Gericht verantworten. Weil allerdings bis zuletzt unklar war, ob der Beschafferin die

Gefährlichkeit überhaupt bewusst gewesen war, wurde sie aus Mangel an Beweisen freigesprochen. Lebenslang gestraft ist sie trotzdem.

Mit Sprengstoff abnehmen

Dinitrophenol ist eine Substanz, die in der Lage ist, die Fettverbrennung dermaßen zu beschleunigen, dass die Fettpolster quasi wegschmelzen, wie es umgangsprachlich heißt. Tatsächlich aber kommt es zu einem beschleunigten Fettabbau, der teuer bezahlt werden muss. Denn DNP, wie die Kurzbezeichnung lautet, greift direkt ins Körpergeschehen ein. Es beschleunigt den Stoffwechsel, verhindert aber zugleich, dass der wichtige Energieträger ATP in den Zellen gebildet wird. Mit dessen Hilfe werden die aus der Nahrung aufgenommenen Kalorien normalerweise in lebenswichtige Energie umgewandelt. Wird dieser Vorgang unterbunden, wie eben durch DNP, kommt es zu einer verstärkten Wärmebildung im Körper, die Temperatur steigt auf 41 Grad Celsius – die Säfte beginnen quasi zu kochen und der Körper trocknet regelrecht aus. Die Folge: der Stoffwechsel bricht zusammen, das Blut übersäuert, die Versorgung des Herzmuskels und des Gehirns mit Sauerstoff sinkt und unterbleibt schließlich ganz. Bis schließlich, wie bei der Schülerin aus Hannover, der Tod eintritt.

Ursprünglich wurde DNP wegen seiner explosiven Wirkung zur Herstellung von Munition, aber auch als Zusatz zu Holzschutzmitteln und Fotochemikalien verwendet. In Fabriken beobachtete man, dass Personen, die mit dem Pulver herumhantierten, an Gewicht verloren. Aus dieser Erkenntnis wurde in den USA ein Schlankheitsmittel gebastelt, das inzwischen aber schon wieder verboten ist, nachdem mehrere Personen nach der Einnahme zu Tode gekommen waren. Das Mittel funktioniert nach der Devise: »Dieting by cooking yourself«, zu Deutsch: Abnehmen, indem man sich selbst verkocht. Die tödliche Menge liegt bei einem bis drei Gramm. Die Schülerin aus Hannover hatte exakt 1,3 Gramm geschluckt. Doch selbst wenn sie eine geringere Menge eingenommen hätte, hätte sich das Mädchen keinen Gefallen getan. Im Tierversuch veränderte DNP das Erbgut und wirkte krebserregend.

DNP ist hierzulande nicht als Schlankheitsmittel zugelassen und darf somit auch nicht vertrieben werden. In den USA wurde die Zulassung längst widerrufen. Dennoch kommt man an diese und auch andere Schlankmacher, wenn man denn möchte. »Leider kann heute über das Internet alles vertrieben werden, da nahezu keine Kontrollmöglichkeiten bestehen«, sagt der Adipositasexperte Hans Hauner vom Else-Kröner-Fresenius-Zentrum für Ernährungsmedizin der TU München. In der Weite des Internets ist es den Kontrollbehörden kaum möglich, am Ball zu bleiben und illegal arbeitende Anbieter aufzuspüren. Ein Trick der Firmen ist es beispielsweise, einfach alle paar Monate oder Wochen die Bezugsadresse, den Produktnamen und auch die Website zu ändern, so dass sie den Behörden durch die Lappen gehen. »Die meist klobigen Kapseln erreichten uns in abenteuerlichen Paketen aus weiter Ferne oder über deutsche Zwischenhändler, die in keinem Telefonbuch stehen. Der Zoll fing kein einziges Paket ab«, beschreibt die Stiftung Warentest den abenteuerlichen Einkauf von 16 Schlankheitsmitteln, die sie April 2007 einer eingehenden Prüfung unterzog.

Schwarzmarkt Internet

Das Internet habe den Schwarzmarkt für illegal angebotene Mittel vergrößert, sagt die Verbraucherschützerin Silke Schwartau aus Hamburg. Früher wurden wundersame Abnehmpillen und Pulver aller Art über Kleinanzeigen in Zeitschriften angeboten. Auch in manchem Wohnzimmer wurden sie nach dem Modell »Tupperparty« weitergegeben. Heute laufen die Geschäfte zu 99 Prozent über das Internet. Die Berichte über angebliche Abspeckerfolge seien oft so verführerisch, dass viele darauf reinfallen, sagt Schwartau. 14 Prozent haben Kapseln und Pulver mit zweifelhaftem Nutzen aus dem Internet schon ausprobiert, ergab eine Internet-Umfrage der Stiftung Warentest, an der sich 3000 Personen beteiligten. »Der größte Teil der Produkte ist bestenfalls wirkungslos, im schlimmsten Fall aber gesundheitsgefährdend«, sagt Schwartau, die Ernährungsexpertin der Verbraucherzentrale Hamburg ist.

Clenbuterol ist so ein Mittel. Es ist eigentlich ein Medikament, das bei schwerem Asthma verschrieben wird, in der Sportlerszene aber auch als Dopingmittel zur Steigerung der Leistung gilt – und man kann damit abnehmen. Denn Clenbuterol erhöht, wie DNP, die Körpertemperatur, wodurch die Aktivität des Fettgewebes gesteigert und Körperfett quasi weggeschmolzen wird. Clenbuterol gilt darum als probates Mittel der Stars und Sternchen, einen Traumbody zu präsentieren, ohne dass jede Kalorie gezählt werden muss. Nicole Richie soll es einnehmen und auch die Fußballergattin Victoria Beckham scheint ihren Hagerlook so aufrechtzuerhalten, will man den Klatschmedien und dem Geplänkel in den Diätforen im Internet Glauben schenken. Doch alles hat seinen Preis. Nebenwirkungen wie Herzrasen und Muskelzittern und Krämpfe sind gang und gäbe. Man sei aufgedreht wie nach 45 Minuten Aerobic, warnt eine Jana im Internetforum Gofeminin. Yvonne sagt: »Man denkt, wenn man von so etwas hört, immer als Erstes daran, schnell abzunehmen. Aber dass da so ein Scheiß dahintersteckt, wird ja meist nicht direkt gesagt.«

Herzrasend schnell abnehmen

Dennoch wird jede Menge »Scheiß« dieser Art im Internet präsentiert. Als die Stiftung Warentest 16 via Internet angebotene Schlankmacher begutachtete, urteilte sie: »13 der 16 Schlankheitsmittel im Test stellen wegen ihrer Inhaltsstoffe eine hohe bis sehr hohe Gefahr für die Gesundheit dar. Keines kann zur Diät empfohlen werden.« So ergab die Analyse von vier Präparaten, die unter dem Deckmäntelchen pflanzlicher chinesischer Heilkräuter kursieren und so fernöstliche Namen tragen wie »Darling Tian Ran Jian Fei«, »Lida Dai Dai Hua Jiao Nang«, aber auch »Miaozi« oder »Meizitang«, dass in allen Pillen das süchtig machende Sibutramin steckte. Dieser Wirkstoff ist kein unbekannter. Er befindet sich auch in dem Arzneimittel Reductil, das von Ärzten im Rahmen einer Abnehmkur verschrieben werden darf. Und es kommt noch dicker: Die im Test gefundenen Wirkstoffmengen waren mit bis zu 20 Milligramm Sibutramin teils fast doppelt so hoch wie in dem verschreibungspflichtigen Abnehmmedikament. »Bereits bei geringer Dosis können Herzrasen und erhöhter Blutdruck auftreten«, schreibt die Stiftung Warentest. Sibutramin kann auch zu Benommenheit, Schlafstörungen und Depressionen führen. Weltweit sind mindestens 34 Todesfälle in Verbindung mit Sibutramin bekanntgeworden.

Doch das lässt sich anhand der Produktinformationen von zum Beispiel »Miaozo« nicht erahnen. Dort wird von dem Präparat, das angeblich eine Mischung aus indischer Lotusblume, Hagedorn, Meerkohl, dem Kern der Feldträne und Kokosnuss ist, nur in der Schwangerschaft, »bei ernsten Herzerkrankungen« und bei »akuten Schlaganfällen« abgeraten – Zuständen und Erkrankungen, bei denen wohl kaum jemand ans Abnehmen denkt.

Analysen durch das Regierungspräsidium Hessen, das im Rahmen von Kontrolluntersuchungen immer wieder chinesische Schlankmacher untersuchte, brachten zudem horrende Menge des Wirkstoffs Sibutramin ans Tageslicht. Bei »Lida Dai Dai Hua« fand das Amt Mengen, die mehr als das Doppelte dessen betrugen, was hierzulande in Reductil enthalten ist. »Besonders kritisch ist die Tatsache zu sehen, dass bei jeder Untersuchung eine unterschiedliche Menge an Sibutramin festgestellt wurde, was auf eine Kapselproduktion in einem Hinterhoflabor hinweist«, urteilte das Regierungspräsidium Hessen.

Mit Drogen Fett wegschmelzen

Die Stiftung Warentest stieß noch auf andere lebensgefährliche Diätpillen. Auf ephedrinhaltige Mittel etwa, die verschreibungspflichtig sind. In der Drogenszene ist Ephedrin kein Unbekannter – es fungiert dort als natürliches Ecstasy oder »natural« beziehungsweise »Herbal XTC«, das den Bewegungsdrang erhöht und Schüchterne enthemmt. Die Wirksubstanz Ma-Huang oder Meerträubel, wie der Stoff, aus dem die Träume sind, auch genannt wird, kann außerdem zur Beschleunigung des Stoffwechsels führen, was den Kalorienverbrauch erhöht und das Fett schmelzen lässt. Doch der Preis ist hoch. Ephedrin ist ein heikler Stoff, weil er zu Schlaflosigkeit, Herzrasen und Schweißausbrüchen führt. Er hat zudem ein suchterregendes Potenzial, und in einzelnen Fällen führte die Einnahme von Ephedrin zum Tod.

Richtig heikel wird es, wenn noch Koffein beigemischt wird, so wie bei »ThermoGenesis«. Den Muntermacher kennt man von Kaffee, schwarzem Tee und Coca-Cola. Diese Mischung aus Droge und Wachmacher kann die Kilo-weg-Wirkung noch verstärken. Die Analyse der Stiftung Warentest ergab: Je Kapsel waren 20 Milligramm Ephedrin und 340 Milligramm Koffein enthalten. Werden wie empfohlen zwei Kapseln am Tag geschluckt, wird eine Koffeinmenge von zehn (!) Tassen Kaffee erreicht. Das lässt allerdings nicht nur das Herz schneller schlagen. Der Cocktail kann auch Herzrhythmusstörungen verursachen.

91 Millionen Euro für Schlankheitspillen

Da will man fast schon mit all den Mitteln sympathisieren, die zumindest keine gravierenden Nebenwirkungen haben. Dabei handelt es sich um Substanzen, die nur lokal wirken, also im Magen oder Darm ihre Wirkung entfalten. Anders als pharmakologisch wirksame Medikamente, wie Ephedrin und Clenbuterol, gelangen sie also nicht ins Blut und werden somit auch nicht verstoffwechselt. Nach getaner Tat werden sie einfach wieder ausgeschieden. Und wirken darum auch nicht. Ein *Öko-Test* Schlankheitsmittel vom Februar 2008, für den 24 Schlankmacher unter die Lupe genommen wurden, ergab: Nur zwei Produkte schneiden mit »befriedigend« oder »ausreichend« ab, der Rest fällt mit »mangelhaft« oder »ungenügend« durch. Bei den zumindest einigermaßen akzeptablen Mitteln handelt es sich ausschließlich um ausgewiesene Medikamente zum Abnehmen (siehe Seite 206). Für die Mehrheit der Präparate aber gilt: Die Wirksamkeit ist nicht ausreichend nachgewiesen, so *Öko-Test*.

Auch wenn solche Schlankheitsmitteltests regelmäßig für Aufsehen sorgen und durch die Presse gehen, werden die Pillen und Pülverchen dennoch gekauft. Jedenfalls ist das Geld, das mit Diätpulvern und Kapseln gemacht wird, beträchtlich: Genau 91 Millionen Euro Umsatz wurde damit im Jahr 2007 erzielt, errechnete das Frankfurter Marktforschungsunternehmen IMS Health. Das waren gut 15 Millionen Pillenpackungen zum Abspecken, die über die Scannerkassen von Drogerien, Verbraucher- und Supermärkten sowie Discountern gingen. Daten zum Internetverkauf werden hier nicht berücksichtigt, einfach deshalb, weil es sie nicht gibt.

Zwar sei der Umsatz damit um rund 10 Prozent niedriger als im Jahr zuvor, so IMS Health, daraus auf eine gewisse Pillenmüdigkeit zu schließen, sei aber nicht angebracht, meint die Ernährungsexpertin Angela Clausen von der Verbraucherzentrale Nordrhein-Westfalen. Wahrscheinlich kaufen Abnehmwillige, die schon einiges an Diätmitteln ausprobiert haben, bevorzugt im Internet ein. Dort lässt es sich anonym konsumieren, man muss sich nicht in einer Apotheke den Fragen der Verkäufer stellen und nicht den Blick der Kassiererin in der Drogerie ertragen, der vielleicht besagt: ›Na, hat's schon wieder nicht geklappt? Musste wieder was Neues ausprobieren?‹

Egal, ob Drogerie oder Internet, die Auswahl an Schlankheitsmitteln ist riesig. So gibt es Mittel mit Quellstoffen, die im Magen ein Sättigungsgefühl vortäuschen. Alles rein pflanzlich, versteht sich. Fruchtfasern, Guar Gum, ein gummiartiges Verdickungsmittel aus der Guarpflanze, Cellulose, Stoffe aus Algen oder Konjac, dem in Asien beheimateten Titanwurz, zählen dazu. Sie werden kurz vor dem Essen eingenommen, quellen im Magen um ein Vielfaches ihrer Ausgangsgröße auf und flunkern somit dem Esser vor: Bin schon satt. Klingt logisch, funktioniert aber nicht. Zu diesem Ergebnis kommt der deutschstämmige Mediziner Edzard Ernst, der an der britischen Universität Exeter den Lehrstuhl für Komplementärmedizin leitet und als Mitglied der britischen Medizinkontrollagentur immer wieder mit neuen Abspeckhilfen zu tun hat. Er wertete zwanzig Studien aus, die jeweils die Wirkung von Guar Gum überprüften. Der Gewichtsunterschied zwischen der Gruppe, die das Pflanzengummi ausprobiert hatte, und denjenigen, die ein Placebo erhalten hatten, also ein Scheinmedikament, war minimal: Er lag gerade mal bei 0,04 Kilogramm!

Fettmagneten ziehen nur das Geld aus der Tasche

Daneben gibt es Präparate, die die Fettverwertung blocken sollen. Sie wollen bis zu 50 Gramm Fett täglich unverdaut aus dem Körper schleusen. Dabei sollen Schalen aus dem Panzer von Krabben und Garnelen helfen, die Fettstoffe angeblich wie ein Magnet an sich ziehen. Doch ob »Chitosan Kapseln«, »Strobby«, »Formoline L 112« oder »Redumin Forte« dies wirklich schaffen, darf bezweifelt werden. Denn die Wirkungen, die angeblich »in veröffentlichten Tests« bestätigt werden, seien Makulatur, berichtet das *Arznei-Telegramm* über »Redumin Forte«. Der pharmakritische Dienst hat verschiedene Studien ausgewertet und festgestellt, dass alle in derselben Fachzeitschrift veröffentlicht wurden. Das lässt eine einseitige Berichterstattung vermuten. Auch kam bei genauerer Betrachtung der Ergebnisse heraus, dass die Probanden wohl eher nicht wegen der Krabbenschalenpillen abgenommen hatten, sondern wegen der begleitenden 1100-Kalorien-Diät.

Analog dazu sollen sogenannte Carb-Block-Präparate verhindern, dass sich die Kohlenhydrate aus dem Essen als Hüftgold festsetzen. Darin sind Enzyme wie das Phaseolamin aus Bohnen enthalten, die wiederum das Enzym Alpha-Amylase blockieren, welches für die Stärkeverdauung aus Nudeln, Reis, Brot und Müsli zuständig ist. Durch den Blockereffekt soll die Stärke in den Darm wandern und unverdaut wieder ausgeschieden werden, theoretisch zumindest. Denn dass es funktioniert, bezweifelt die Ernährungsexpertin Angela Clausen von der Verbraucherzentrale Nordrhein-Westfalen. Der Körper bilde einfach mehr von dem stärkeabbauenden Enzym Alpha-Amylase, wenn er feststellt, dass es einen Kohlenhydrat-Stau gibt. Mehr Schaden als der im Portemonnaie von 29,90 Euro für 90 Kapseln »Carb-X« entsteht aber vermutlich nicht.

Die Abnehmkapsel ist ein dickes Ding. Aber was macht Fenugreek darin? Diese Frage stellt sich hier schon, wenn der Anbieter von »Carb X« behauptet, es solle gezielt den Zucker aus dem Körper schleusen, damit er nicht zu Bauche schlägt. Allerdings ist Bockshornklee, wie Fenugreek auch genannt wird, gar nicht als Abnehmhilfe bekannt. In der Literatur wird ihm vielmehr eine triebkraftsteigernde Wirkung zugeschrieben. Nun könnte man zwar sagen, dass es auch sein Gutes hat, wenn die Abnehmpille zur Lustpille wird. Schließlich verbraucht der Körper bei jedem Orgasmus rund 250 Kilokalorien. Nimmt man pro Tag einen Beischlaf an, wären das pro Woche minus 1750 Kalorien oder im Monat minus 7000 Kalorien. Dies entspricht genau der Kalorieneinsparung, die nötig ist, um ein Kilogramm wegzuschmelzen.

Doch es wird nicht klappen. »Berichten zufolge scheint Fenugreek (auch) den Appetit bei manchen Athleten anzuregen, was gerade in der Aufbauphase eine wichtige Hilfe ist«, schreibt der Anbieter von »NAC-V2«, einem Muskelaufbaupräparat, das auch Fenugreek enthält. Das ist ja nun ein dickes Ding. Da wird ein Abspeckmittel verkauft, das Wirkstoffe enthält, die genau das Gegenteil bewirken, nämlich die Esslust zu fördern. Das betonen im Übrigen auch die Anbieter von »Chudleys Fenugreek«. In der Produktbeschreibung heißt es, dass es sich bei Fenugreek um gemahlenen Bockshornklee handelt, »der zur Gesunderhaltung des Verdauungsapparates eingesetzt wird und den Appetit verbessert«. »Chudleys« ist allerdings nicht für den Menschen gedacht. Es ist ein Appetitmacher für Vierbeiner.

Das Maß der Unsinnigkeiten aber macht »Hoodia« voll. Das ist ein pflanzliches Abnehmmittel, das seinen Ursprung in Afrika hat. Damit soll man 12,5 Kilo in nur einem Monat abspecken können. Seine Wirkung wird damit begründet, dass die Ureinwohner Afrikas auf ihren wochenlangen Beutezügen immer Hoodia gordonii bei sich hatten – für den Fall, dass der Hunger nagte, die Beute aber noch fern war. Die pulverisierte Pflanze sollte ein Sättigungsgefühl erzeugen, das auch das schlimmste Magenknurren unterdrückt. Gute Idee, meinten findige Pharmafirmen und wollten das, was den Ureinwohnern hilft, auch für westliche Zwecke nutzen und packten es, schwups, in eine Kapsel. Oder doch nicht? In den via Internet angebotenen Präparaten sei gar kein Hoodia oder bestenfalls sehr wenig von der Wirksubstanz mit der Bezeichnung P57AS3 enthalten, warnt Pharma-Experte Edzard Ernst. Und das sei nämlich der Stoff, der satt macht. Auch die Stiftung Warentest nahm im Rahmen ihres 2007 durchgeführten Schlankheitsmitteltests Produkte mit Hoodia unter die Lupe. Ergebnis: In keinem der Präparate wurde sie des Wirkstoffs fündig. Heiße Luft in Tüten also, die zudem einen stolzen Preis hat. Eine Packung mit 60 Pillen kostet rund 30 Euro. Nichts zu essen wäre billiger.

Gesetze ermöglichen Lug und Trug

Dass heute jeder Humbug als Abnehmpille angeboten werden kann, ist auch Folge der laschen Gesetzgebung. Mit Ausnahme von Abnehm-Medikamenten (siehe Seite 206), die einen Wirksamkeitsnachweis erbringen müssen, bevor sie auf den Markt kommen, gibt es für alle anderen Schlankmacher keine Vorschriften in Sachen Wirksamkeit. Nehmen wir die Präparate mit Algen, Jod, Chrom, grünem Tee, Zitrus oder Enzymen. Sie alle sollen, wie auch immer, schlank machen. Sie zählen zu den Nahrungsergänzungsmitteln, weil sie dem Körper Nährstoffe zuführen, die im Essen nicht oder ungenügend vorhanden sind – zumindest theoretisch. Vom Gesetz her sind sie den Nahrungsmitteln gleichgestellt. Das heißt, es gibt keinerlei

Vorschriften für die Zulassung durch eine offizielle Institution, schreibt der AID Infodienst in Bonn. Die Hersteller seien nur dazu verpflichtet, das Inverkehrbringen dem Bundesamt für Verbraucherschutz in Berlin zu melden. Auch dürfen die Mittel, wie auch jedes Nahrungsmittel, nicht der Gesundheit schaden. Dass sie es dennoch können, tut anscheinend nichts zur Sache. Eine Überdosis Algen oder Jod kann die Schilddrüse dermaßen aus dem Takt bringen, dass es zur Überfunktion des Organs kommt, die mit Hitzewallungen, Schweißausbrüchen und starker Gewichtsabnahme einhergeht. Das Problem sei, dass es »keine naturwissenschaftliche Definition« gebe, wann es sich bei den verabreichten Ergänzungsmitteln noch um für Lebensmittel typische Wirkungen handle oder bereits um arzneimitteltypische«, schreibt Andreas Hahn von der Universität Hannover, der dort die Abteilung Ernährungsphysiologie und Humanernährung leitet, in der *Zeitschrift für Orthomolekulare Medizin*.

Kaum besser sieht es mit Drinks und Pulvern zum Abnehmen aus, die auch Formuladiäten genannt werden. Sie liefern je Mahlzeit bis zu 400 Kilokalorien und werden ausschließlich oder in Kombination mit einer Diät verzehrt. Die Zubereitung erfolgt unter dem Motto: »Deckel auf, heißes Wasser drauf.« Für sie ist in der sogenannten Diät-Verordnung zwar aufgeführt, wie die Zusammensetzung auszusehen hat, d. h. wie viel Eiweiß, Fett, Kohlenhydrate, Vitamine, Mineral- und Ballaststoffe, Linolsäure und natürlich Kalorien darin enthalten sein müssen, doch es »gibt keine Vorgaben bezüglich eines Nachweises klinischer Wirksamkeit und Sicherheit«, kritisiert Ernährungsexperte Hans Hauner von der TU München.

Abnehmmittel, die wie Chitosan oder satt machende Quellstoffe physikalisch wirken, also den Magen füllen oder Fett an sich binden, zählen zu den Medizinprodukten. »Medizinprodukt« – das *klingt* medizinisch korrekt, ist es aber nicht. Denn diese Medizinprodukte müssen nicht klinisch geprüft und getestet werden, selbst wenn die Bezeichnung medizinisch korrekt anmutet. Sie werden lediglich zertifiziert. Das bedeutet, die Firma, die das Präparat auf den Markt bringen will, muss irgendwie belegen, was sie verspricht. Das können Literaturquellen sein, die das Wirkprinzip beschreiben, oder auch Beobachtungen, die jemand zu Papier gebracht hat. Für das Abspeckmittel Chitosan heißt das: Der Hersteller des Mittels belegt, dass es Fett wie ein Magnet anzieht. Nun ist das aus Chitin gewonnene Chitosan in der Industrie ein probates Mittel, um Flüssigkeiten zu entfetten oder zu klären. Allein diese Erklärung, dass Krabbenschalen auch im Körper Fett binden, eliminieren und schlank machen, die sich in jedem Technologiefachbuch findet, reicht theoretisch aus, um den Nutzen zu belegen. »Es gibt hier eine Gesetzeslücke«, stellt Hans Hauner klar. Freiwillig könnten die Hersteller zwar Studien machen und sie den Technischen Überwachungs-Vereinen (TÜV) und Materialprüfanstalten vorlegen, die für die Überprüfung von Medizinprodukten zuständig sind. Doch die hätten »oft keine Ahnung, wie solche Produkte im Körper wirken und welche Risiken bestehen«, erklärt Hauner. »Den Verbrauchern wird suggeriert, ein höchst wirksames, klinisch geprüftes und als sicher zugelassenes Präparat einzukaufen. Und genau das ist nicht der Fall«, meint auch Angela Clausen von der Verbraucherzentrale Nordrhein-Westfalen. Nicht einmal unerwünschte Nebenwirkungen müssen angegeben werden.

Nachweis nur für Arzneimittel

Das ist bei Medikamenten, die beim Abnehmen helfen sollen, anders. Sie müssen den Nachweis erbringen, dass sie wirken. In klinischen Studien muss gezeigt werden, dass das Medikament der Wahl signifikant besser beim Abnehmen hilft als ein Placebo, also ein Scheinmedikament. Da Abnehmarzneien teilweise Substanzen enthalten, die im Gehirn ansetzen oder eine Wirkung auf den Stoffwechsel ausüben, werden auch die unerwünschten Wirkungen überprüft. Diese Nebenwirkungen werden im Beipackzettel des Medikaments aufgeführt.

Zu den gebräuchlichsten Medikamenten gehören »Xenical« mit dem Wirkstoff Orlistat, »Reductil« mit der Wirksubstanz Sibutramin und »Acomplia«, das Rimonabant enthält, aber seit kurzem nicht mehr verkauft werden darf. Während Orlistat Fett aus der Nahrung bindet und aus dem Körper schleust, setzen die übrigen Mittel allesamt im Gehirn an. Sibutramin dämpft den Appetit, so dass man länger satt ist. Rimonabant blockiert im Gehirn eine Region, die für das Genießen zuständig ist. Vermutlich ist diese bei Menschen, die ständig Appetit haben, besonders leicht erregbar.

Weil alle Mittel Nebenwirkungen haben, werden sie nur im Notfall verordnet. Etwa dann, wenn Diäten bei sehr dicken Menschen wiederholt gescheitert sind, das Abnehmen aus medizinischen Gründen aber nötig ist, weil das Cholesterin oder der Blutdruck bedenklich hoch sind oder es bereits zu Diabetes gekommen ist. Oder wenn eine Person so dick ist, dass sie sich kaum rühren kann. Es geht hier also nicht um die Bikinifigur oder um die Ausmaße von Twiggy, die in den sechziger Jahren durch eine spindeldürre Figur von sich reden machte. Es geht um Menschen, die krankhaft dick sind und es einfach nicht schaffen, abzunehmen, warum auch immer. Sie bekommen vom Arzt »Xenical« oder »Reductil« immer mit der Auflage verschrieben, zugleich ein Verhaltenstraining und eine Ernährungsberatung zu absolvieren, damit der Erfolg von Dauer ist.

So weit die Theorie. In der Praxis sieht das oft anders aus. Tatsächlich ist es nämlich ein Kinderspiel, an die Abnehmpillen zu kommen – ohne Rezept, ohne zu dick zu sein oder ohne je einen Arzt konsultiert zu haben: via Internet. Per Mausklick ist es selbst für Personen mit einem Body-Mass-Index von 18 möglich – hier beginnt bereits das Untergewicht – »Acomplia und Co.« zu ordern. Man muss nur einen Fragebogen ausfüllen, in dem unter anderem das Gewicht und die Körpergröße angegeben werden. Hier sollte man einen Body-Mass-Index von 30 angeben, weil man sonst nicht in den Kreis der Berechtigten fällt. Dann sollte man die Frage nach Erkrankungen wie Depression, Leber- und Nierenstörungen mit »nein« beantworten, weil sie der Einnahme von Rimonabant entgegenstehen. Dann nur noch den Okay-Button drücken, und los geht's – ganz ohne Arzt und Rezept.

»Alle Medikamente, die bei www.euroclinix.de erhältlich sind, sind rezeptpflichtig«, schreibt zwar der europaweit tätige Online-Anbieter. »Das heißt, Sie benötigen ein Rezept, um dieses Medikament zu erhalten.« Doch weiter liest man: »In unserem Service ist die Ausstellung eines gültigen Rezeptes enthalten. Sobald Sie Ihre Bestellung vervollständigt haben, werden Ihre Angaben von einem registrierten Arzt überprüft. Sollten Sie sich für das von Ihnen ausgewählte Produkt eignen, wird er für Sie ein gültiges Rezept ausstellen. Das heißt, dass Sie kein Rezept von Ihrem Hausarzt vorweisen müssen.«

Depressionen und Selbstmord durch Rimonabant

Wer sich aber tatsächlich für das jeweilige Produkt eignet, weiß der Online-Mediziner, der das Rezept ausstellt, nicht. Denn er kann gar nicht überprüfen, ob die Angaben im Fragebogen zutreffen. Schließlich handelt es sich lediglich um eine Abfrage per Internet, die anonym ist. Eine heikle Angelegenheit. Denn Rimonabant, das man also ohne weiteres per Mausklick erhielt, hat gravierende Nebenwirkungen. Selbst wenn die Pille seit kurzem nicht mehr zugelassen ist – dass sie überhaupt verschrieben wurde, ist ein Ding und fast schon ein Skandal. Insgesamt wurden sieben Studien mit der Abnehmpille, die 2006 die Zulassung hierzulande erhielt, durchgeführt. Sie zeigen, dass es unter der Einnahme zu Übelkeit, Schwindel und Erbrechen kam. Manche Probanden erlebten eine gewisse Benommenheit, andere bekamen Angstzustände und klagten über depressive Verstimmungen, wie sie bei chemischen Appetithemmern nicht unüblich sind. 40 Prozent der Studienteilnehmer brachen ihre Teilnahme an den Studien sogar ab.

Wegen der massiven Begleiterscheinungen wurde die Zulassung in den USA verwehrt. Die 14 Berater der amerikanischen Arzneimittelbehörde FDA zeigten der Abnehmpille die rote Karte. Sie stimmten gegen die geplante Zulassung von »Zimulti«, wie Acomplia in den USA heißt. Begründung: Das Mittel könne bei Übergewichtigen die Anzahl psychischer Störungen wie Selbstmordgedanken und Depressionen erhöhen. Hersteller Sanofi-Aventis selbst hatte ein geringfügig erhöhtes Risiko für Selbstmord unter der Einnahme der Sattmacherpille eingestanden. In Studien mit insgesamt 15 000 Frauen und Männern hatten sich zwei Menschen unter der Abnehmpille das Leben genommen. Daraufhin wurde die Zulassung auch in Europa erneut überprüft. Allerdings mit dem Ergebnis, dass das Medikament zunächst weiterhin vertrieben werden durfte. Erst Ende 2008 kam schließlich das Aus.

Nutzen von Pharmafirma belegt

Insgesamt war das Procedere um Rimonabant fragwürdig. Denn ob es wirklich nützte, kann bis heute nicht richtig eingeschätzt werden. Denn alle durchgeführten Studien wurden vom Hersteller, der Firma Sanofi-Aventis, selbst finanziert. Im Oktober 2006 stellten Mediziner um die Ärztin Cintia Curioni das Ergebnis einer ausführlichen Begutachtung der Daten rund um Rimonabant in der unabhängigen Cochrane-Bibliothek vor, einem Netzwerk von Ärzten und Wissenschaftlern, die sich an den Grundsätzen der evidenzbasierten Medizin, also an der auf Beweismaterial gestützten Heilkunde, orientieren. Sie hatten vier Studien mit insgesamt 6625 Teilnehmern ausgewertet und erläutern, dass Probanden unter Rimonabant innerhalb eines Jahres 4,6 Kilo mehr abnahmen als diejenigen, die ein Placebo erhalten hatten. Allerdings konnte das Gewicht nur so lange gehalten werden, wie die Pille eingenommen wurde. Das bedeutet also: Man muss die Abnehmpille lebenslänglich essen, um das Gewicht zu halten. Auch kritisieren die Mediziner, dass die Studien Mängel aufweisen. Weil die Qualität mäßig war, berücksichtigten sie nur vier von sechs Arbeiten in ihrer Auswertung. Zudem gebe es so gut wie keine Daten, die zeigen, was passiert, wenn die Probanden die Pille absetzen. Schlank bleiben sie nicht. Aber werden sie wohlmöglich sogar dicker als zuvor? Frust führt bekanntlich zum Essen. Und das macht im Übermaß dick. Das Fazit der Autoren lautet: »Methodische Mängel der Studien und insbesondere das kurze Follow-up [die Nachbeobachtung] schränken die Aussagefähigkeit ein, so dass zurzeit keine definitiven Empfehlungen gegeben werden können.«

Selbst wenn Acomplin nun vom Tisch ist, weil die europäische Arzneimittelagentur EMEA auf seiner Sitzung am 20. Oktober 2008 sich dazu durchgerungen hat, »das Ruhen der Zulassung für das Arzneimittel Acomplin mit dem Wirkstoff Rimonabant zu empfehlen«. Erstens ist die Frage, ob es wirklich gänzlich verschwindet. Denn im Internet kann es nach wie vor erworben werden. Unter www.easyprescription.us war dies zumindest noch am 21. Dezember 2008 möglich. Und zweitens sind fragwürdige Abnehmmedikamente damit nicht erledigt. Denn auch die Wirkung der anderen Abnehmmedikamente ist nicht durchschlagend. Der US-Mediziner Raj Padwal machte sich die Mühe, eine Reihe von Studien auszuwerten, die mit Orlistat, Rimonabant oder Sibutramin durchgeführt wurden. Er und seine Kollegen analysierten rund 30 Studien mit fast 20 000 sehr dicken Patienten, die mindestens ein Jahr lang eins der Mittel eingenommen hatten. Ergebnis: Im Vergleich zu der Gruppe, die ein Scheinmedikament eingenommen hatte, nahmen die Probanden unter Orlistat zwischen 2,5 und 3,2 Kilo ab, unter Rimonabant zwischen 4,1 und 5,3 Kilo und unter Sibutramin zwischen 3,6 und 4,7 Kilogramm. Unklar sei aber, so die Autoren, ob der Gewichtsverlust reichte, um positive Effekte auf die Gesundheit zu erzielen. Ob also Blutdruck und Cholesterin dauerhaft sanken und sich auch der Blutzuckerspiegel normalisierte, blieb offen. Zusätzlich war es zu unerwünschten Effekten gekommen. Manches Mittel hatte den Spiegel des »guten« HDL-Cholesterins gesenkt – was sich sich ungünstig auf die Entstehung von Arteriosklerose und Herzinfarkt auswirken kann. Teilweise war es auch zu einem Anstieg des Blutdrucks gekommen. »Xenical«, die Pille, die Fett blockt und entsorgt, hatte außerdem regelmäßig zu Durchfall, Blähungen und Inkontinenz geführt. Die Einnahme des Mittels ging also im wahrsten Sinne des Wortes in die Hose.

13. KAPITEL

Mehr als nur Jo-Jo:
Warum Diäten scheitern müssen

D as Modehaus Quelle hatte im Dezember 2007 ein gewichtiges Problem. Für einen Modekatalog suchte es händeringend nach fotogenen Männern mit Kleidergröße XXL. »Nicht zu glauben, aber wahr: die Suche nach männlichen Models mit Größe 56/58 ist ein echtes Problem. Einen Mann zu finden, der sportlich und sympathisch rüberkommt, sich gleichzeitig in seinem Körper wohl fühlt und ein gesundes Selbstvertrauen ausstrahlt, ist momentan kaum möglich«, teilt die bei Quelle für Modefotografie zuständige Cathrin Kaufmann-Eriksen mit. Das Unternehmen lockte sogar mit der Aussicht auf Fotoshootings in Kapstadt oder Miami. Doch nichts zu machen. Kräftige, etwas üppige Männer waren nicht zu haben.

Da reden nun alle davon, dass die Deutschen zu dick sind. Und es lässt sich kein üppiges Model finden? Sind die deutschen Männer doch alle rank und schlank? Wohl kaum. Es handelt sich eher um ein Phänomen der Modebranche. In dieser Szene ging es schon immer darum, kleine Größen zu zeigen, weil das dem gängigen Schönheitsideal entspricht. Der Modeanbieter Quelle stellt deshalb eine rühmliche Ausnahme dar, wenn er nun große Größen an großen Models vorstellen will.

Magere Erfolge

51 Prozent der Frauen und sogar 66 Prozent der Männer sind hierzulande zu dick. Doch eine konsequente Diät machen nur die wenigsten. Lediglich 7 Prozent (!) haben im vergangenen Jahr versucht, mit einer strikten Diät abzunehmen, so das Ergebnis einer Umfrage der Allianz-Versicherung unter 500 Männern und Frauen im Alter ab 14 Jahren vom Juni 2007. Es scheint sich also eine gewisse Diätmüdigkeit breitzumachen. Die Leute haben Ananasdiät, Atkinskur und Trennkost anscheinend richtiggehend satt. Sie wollen nicht länger nur Fett oder Kohlenhydrate essen, abends auf Nudeln und Kartoffeln verzichten und morgens auf das knusprige Brötchen mit Marmelade – oder auch gleich fünf davon essen und dann den Rest des Tages so gut wie nichts mehr. Die Erfolge sind einfach zu mager. Fast 40 Prozent der Frauen und 20 Prozent der Männer, die einmal eine Diät gemacht haben, wiegen im Anschluss an die Abnehmkur mehr als zuvor, ergab eine Studie der British Dietetic Association aus dem Jahr 2004, für die rund 4000 Teilnehmer befragt wurden. »Der herkömmliche Diätansatz ist gescheitert«, stellt der Lübecker Psychologe Ulrich Schweiger klar. Es gäbe keine einzige Studie, die zeige, dass man durch Diäten langfristig das Gewicht reduzieren könne.

Eher schadet man der Gesundheit. »Ständige Gewichtsschwankungen scheinen schädlich«, sagt Schweiger, der stellvertretender Leiter der Klinik für Psychiatrie und Psychotherapie des Universitätsklinikums Lübeck. Zunächst wäre da der bekannte Jo-Jo-Effekt, das Auf und Ab des Gewichts , das sich einstellt, wenn öfters Diäten gemacht werden. Eine US-amerikanische Studie des Krebszentrums Washington zeigt: Frauen, die mehr als einmal über fünf Kilogramm abgenommen hatten, hatten nachweislich ein schwächeres Immunsystem als diejenigen, die nicht oder nur einmal in den vergangenen 20 Jahren ihr Gewicht reduziert hatten. Je häufiger die Frauen eine Abnehmkur gemacht hatten, umso weniger Killerzellen, die zentralen Einheiten ihrer »Körperpolizei«, kursierten in ihrem Körper, so die Untersuchung von 114 übergewichtigen älteren Frauen, die zu ihren Abnehmgewohnheiten befragt und auch körperlich untersucht wurden. Eine mögliche Folge der Killerzellenkrise können Infekte sein. Auch Krebserkrankungen wird so Vorschub geleistet.

Crashkuren und fettarme Kost lassen zudem Gallensteine wachsen. Darauf wies der heutige Direktor des Klinikums für Innere Medizin am Universitätsklinikum des Saarlandes in Homburg, Frank Lammert, bereits 2004 hin. »Studien zeigen, dass Frauen, die mehr als vier Kilogramm in zwei Jahren abnahmen, ein um 44 Prozent erhöhtes Risiko auf eine Gallenkolik haben«, berichtete er in der *Deutschen Medizinischen Wochenschrift*. Bei einer Gewichtsabnahme um mehr als 25 Prozent des Ursprungsgewichts verdoppelt sich die Häufigkeit von Gallensteinen sogar. Dass eine Magerkost mit wenig Fett das Krankheitsrisiko steigert, hat seine Ursache in der Gallenblase. Eine fettreiche Mahlzeit fördert die Entleerung der Blase, so dass sich keine Steine bilden und festsetzen können. Vor diesem Hintergrund bekommt der Trend zu fettarmen Light-Produkten nochmals Gewicht (siehe Seite 149): Sie sind nicht nur unnütz, sie scheinen auch Gallensteinleiden Vorschub zu leisten.

Dicke leben länger

Nicht zuletzt mehren sich die Anzeichen, dass die medizinische Begründung für das Abnehmen nicht länger zieht. Das zeigen gleich mehrere US-amerikanische Studien aus dem Jahr 2005. Für eine waren die Daten von 40 Studien mit insgesamt 250 152 Menschen ausgewertet worden. Es wurde überprüft, ab welchem Body-Mass-Index (BMI) überzählige Kilos die Lebenserwartung verkürzen oder das Ableben durch den koronaren Herztod begünstigen. Das Ergebnis war, dass nicht die Dicken, sondern die sehr schlanken Menschen Lebensjahre einbüßen. Die Dünnen sterben auch eher an der koronaren Herzerkrankung als Dicke. Erst ab einem BMI von mehr als 35, also starkem Übergewicht, erhöht sich auch für dicke Personen das Risiko, am Herztod zu sterben.

In eine ähnliche Richtung geht die Auswertung von Gesundheitsdaten von mehreren 1000 Menschen über 20 Jahre durch Katherine Flegal. Die US-Wissenschaftlerin vom nationalen Gesundheitszentrum in Hyattsville in Maryland stellte fest, dass ein Body-Mass-Index (BMI) zwischen 25 und 30 das Sterberisiko nicht erhöht. Dieser Bereich gilt üblicherweise bereits als Übergewicht und damit behandlungsbedürftig, wenn zugleich Risikofaktoren wie Diabetes oder hohes Cholesterin vorhanden sind. Selbst ein BMI bis 35 ging nur mit einem geringfügig früheren Ableben einher. »Erst wer sehr dünn oder sehr dick ist, starb vorzeitig«, schreibt Flegal im Fachmagazin *JAMA*.

Dicke leben kürzer

Natürlich gibt es auch eine Gegenstudie, die das besagt, was man immer schon postulierte: dass schon leichtes Übergewicht das Risiko erhöhe, vorzeitig ins Gras zu beißen, und zwar um bis zu 40 Prozent. Und dass sehr dicke Menschen sogar ein zwei- bis dreifach höheres Risiko haben, vorzeitig zu sterben, so die Auswertung der Gesundheitsdaten von 186 000 Personen.

»Wie kam es zu den unterschiedlichen Ergebnissen?«, fragt Alfred Wirth, der Ärztliche Direktor der Klinik Teutoburger Wald in der Fachzeitschrift *Cardiovasc*. Die letztgenannte Studie hatte richtigerweise all diejenigen Personen außen vor gelassen, die rauchten oder irgendwie krank waren, weil dies das Ergebnis verzerrt. Wer sehr dünn ist, raucht und ungesund isst, wird früher sterben als eine moppelige Person, die gesund lebt und ansonsten kerngesund ist.

So haben alle Daten ihre Berechtigung, und es gilt, die richtigen Schlüsse daraus zu ziehen. Die Daten von Katherine Flegal und Co. scheinen insofern richtig, als dass sie zeigen, dass Übergewicht und Dicksein nicht automatisch dazu führt, frühzeitig zu sterben. So habe sich die medizinische Versorgung in den vergangenen Jahren verbessert und das Dicksein somit eine geringere Bedeutung in Bezug auf die Sterblichkeit, schlussfolgert Alfred Wirth. Zugleich müssen aber auch Krankheiten, die eindeutig auf das Konto zu vieler Pfunde gehen, ernst genommen werden. Zumal sie nicht immer, wie z. B. Krebs, ohne weiteres kuriert werden können. Gebärmutterhalskrebs und das sogenannte Adenokarzinom der Speiseröhre treten besonders häufig bei Übergewicht und Adipositas auf, zeigte die »Million Woman Study« an über einer Million

Frauen zwischen 50 und 64 Jahren, die in Großbritannien bis zu sieben Jahre lang begleitet wurden. Bei rund der Hälfte der Frauen führen die Forscher die Entwicklung der Krebserkrankung auf das Dicksein zurück.

Taillenumfang ist das Maß aller Dinge

Doch so gut wie alle Studien, die Krankheit und Gewicht unter die Lupe nehmen, haben einen Haken. Sie legen den Körpermasse-Index oder Body-Mass-Index für die Beurteilung des Gewichts zugrunde. Er ergibt sich aus dem Körpergewicht in Kilogramm durch die Körpergröße in Meter zum Quadrat. Wer 110 Kilo wiegt und 1,83 Meter groß ist hat einen BMI von 33. Nach den geltenden Klassifizierungen gilt dies als stark übergewichtig. Jedoch sagt der BMI überhaupt nichts darüber aus, wie das Gewicht zustande kommt. Der Körperbau, das Alter, die Muskelmasse oder auch die Stellen, wo der Speck sitzt, werden nicht berücksichtigt. Ein sportlich trainierter Mann oder eine muskulöse Frau haben einen hohen BMI, obwohl sie vermutlich durchtrainiert, gesund und munter sind. Selbst wer zu dick ist, muss nicht krank werden. Sitzt der Speck an den Oberschenkeln oder am Hinterteil, ist das zwar nervig, aber nicht ungesund. Heikel aber ist das Bauchfett, das sehr stoffwechselaktiv ist. Die dort angesiedelten Fettzellen geben Entzündungsstoffe ab, die Herz-Kreislauf-Erkrankungen begünstigen.

Darum gilt heute unter Fachleuten nicht mehr der BMI, sondern der Taillenumfang als das Maß aller Dinge. Er wird mit einem einfachen Maßband zwischen dem Unterrand der Rippen und dem oberen Beckenkamm gemessen. Beispielsweise haben Männer ab einem Taillenumfang von 102 Zentimetern ein 1,8-fach erhöhtes Risiko, einen Herzinfarkt zu erleiden. Günstiger wäre eine Taille von 88 Zentimeter. Auch die Messung des Bauch- und Hüftumfangs, die zueinander ins Verhältnis gesetzt werden, wird als qualitative Methode herangezogen. Günstig ist danach für Frauen ein Verhältnis unter 0,85 und für Männer von 1. Je größer die Zahl, umso höher jedoch das Risiko, an Arteriosklerose zu erkranken.

Essstörungen durch Diät

Diäten sind aber noch aus einem weiteren Grund ungesund. Sie können Vorläufer oder auch »Einstiegsdroge« für eine Essstörung sein, so die Bundeszentrale für gesundheitliche Aufklärung. Weil heute immer früher mit dem Diäthalten begonnen wird – schon Neunjährige zählen Kalorien, wenn dies auch die Mutter macht –, kommt es immer früher zu Essstörungen: 22 Prozent der elf- bis siebzehnjährigen Jungen und Mädchen zeigen zumindest ein auffälliges Essverhalten, ergab der aktuelle *Kinder- und Jugendgesundheitssurvey* des Robert Koch-Instituts. Mädchen sind doppelt so oft betroffen wie Jungen. Oder anders gesagt: 1,4 Millionen Jugendliche weisen Symptome einer Essstörung auf. Das ist erschreckend. »Natürlich führt eine Diät nicht zwangsläufig in die Essstörung, das zu behaupten wäre unverantwortliche Panikmache«, betonen die Mitarbeiter von ANAD, einer Beratungsstelle für Menschen mit Essstörungen und deren Angehörige (ANAD steht für Anorexia Nervosa and Associated Disorders). Unzählige Frauen und Männer machten schließlich Diäten, doch nur bei einem geringen Prozentsatz wird das Hungern zur Sucht. Erst wenn aufgrund der eigenen Geschichte oder Persönlichkeit eine besondere Disposition vorliegt, kann sich eine Essstörung entwickeln. Dazu zählen ein geringes Selbstwertgefühl, Probleme mit den Eltern, mangelnde Perspektiven oder auch eine persönliche Lebenskrise. Mit dem Essen werden die Probleme dann nicht selten kompensiert.

Zu den Essstörungen zählen Magersucht, also starkes Untergewicht, Bulimie – hier wird das Gegessene wieder erbrochen – und »Binge Eating«, das Verschlingen von Unmengen an Essen. Unter Magersucht leiden Schätzungen zufolge 0,5 bis 2 Prozent der Frauen, an Bulimie zwischen 2 und 5 Prozent und unter Binge-Eating ebenfalls rund 2 Prozent. Genaue Zahlen sind aber nicht verfügbar, da es eine sehr hohe Dunkelziffer gibt.

Wenn sich alles ums Essen dreht

Immer stärker rücken derzeit sogenannte latente Störungen, also Vorformen von Essstörungen, die aber noch keinen Krankheitswert haben, ins Blickfeld. Die Frauenzeitschrift *Brigitte* widmete dem Thema kürzlich ein eigenes Dossier mit dem Titel »Mein einziger Gedanke ist Essen«. Es geht darum, dass sich bei immer mehr – meist normalgewichtigen – Frauen und zunehmend auch bei Männern alles nur um eins dreht, ums Essen. Sie machen sich Gedanken über Kalorien und Körpergewicht, über fettarme Lebensmittel und Light-Kost, über gesundes und ungesundes Essen.

»Das Tragische beim Schlanksein-Wollen ist gar nicht so sehr der Verzicht aufs Essen, sondern das permanente Nachdenken darüber. Statt sich mit dem Weltfrieden oder der Finanzierung des Grundschul-Feuchtbiotops zu befassen, grübeln Millionen Frauen mehrmals täglich darüber, welche Konsequenzen ein Schoko-Keks oder zwei Kugeln Stracciatella-Eis für ihr weiteres Leben haben«, bringt es Autorin Ulrike Thomassen auf den Punkt. Noch extremer ergeht es »Mya 91«, die ihre Erfahrungen im Internetforum www.diaet.com ausspricht: »Vom Body-Mass-Index her bin ich normalgewichtig, und das krieg ich auch oft von anderen bestätigt. Ich selbst würde mich allerdings als mindestens pummelig (!) bezeichnen, oder eher mehr. Meine Figur und essen beziehungsweise »nicht essen« beherrschen meinen ganzen Alltag. Ich denke die ganze Zeit daran, was ich essen könnte oder wo ich wohl ein paar Kalorien einsparen könnte und wie viel ich morgens wohl wiegen werde … die Gedanken verfolgen mich ununterbrochen!«

»Die Übergänge sind fließend«, sagt Sigrid Borse, die Geschäftsführerin des Frankfurter Zentrums für Essstörungen«, auf die Frage, wie viel Gedankenmachen über das Essen normal, wie viel krankhaft ist. Die Grenze dessen, was noch als »normal« angesehen wird im Sinne eines bewussten Umgangs mit dem Essen, und dem, was auffällig ist, sei oftmals unscharf. »Doch wenn das Essen zu bestimmend wird, das Aussehen das Einzige ist, in das investiert wird, stimmt etwas nicht«, urteilt Borse.

Wie viele Essensgedanken also sind normal? Ist es noch okay, wenn ich darüber nachdenke, ob ich die magere Putenbrust statt der fetten Leberwurst auswähle, wenn ich einen großen Salat bestelle statt der Käsespätzle oder das Vollkornbrötchen mit Quark und Marmelade nehme anstatt des Ciabatta mit Schinken und Käse? »Die Alarmglocken müssen klingeln, wenn Sie nicht mehr essen, bis Sie satt sind. Wenn Sie darüber nachdenken, ob Sie beispielsweise noch ein halbes Honigbrötchen frühstücken können, weil sie schon ein Müsli oder ein ganzes Brötchen hatten«, sagt Lisa Pecho im *Brigitte*-Interview. »Jemand, der seinem Körper genug Nahrung gibt, macht sich keine Gedanken übers Essen.«

Zu gesund ist ungesund

Zu viele Gedanken rund ums Essen sind also ungesund. Wenn sie sich zudem ausschließlich um »gesund« und »ungesund« drehen, könnte es sich sogar um Orthorexia nervosa handeln. Der Begriff wurde 1997 von dem amerikanischen Arzt Steven Bratman eingeführt. Er bildete ihn aus dem griechischen »ortho« für richtig und »orexis« für Appetit. Hierbei geht es um eine übersteigerte Fixierung auf gesunde Nahrung. Der Wunsch abzunehmen kann eine Ursache sein, muss es aber nicht. Der Zwang, nur ja das Richtige zu essen, könne sich zwar aus dem Wunsch nach einer Gewichtsreduktion entwickeln, berichtet die Deutsche Gesellschaft für Ernährung. Die übermäßige Fixierung könne aber auch aus dem Bedürfnis nach gesünderem Essen oder im Zuge der Bekämpfung von Krankheiten entstehen. Die Folge sei, so Bratmann, dass ausschließlich Dinge gegessen werden, die als gesund gelten. Auf landläufig als ungesund geltende Lebensmittel wie Fette, Zucker und Süßes werde komplett verzichtet, obwohl das Spektrum dessen, was als »nicht richtig« gelte, individuell sehr verschieden sei und keine Klassifizierung ermögliche. Der Genuss tritt dabei völlig in den Hintergrund. Und nicht nur dass. Orthorektiker sind so überzeugt von dem, was sie tun, dass sie andere missionieren. »Jemand, der den ganzen Tag damit zubringt, nur Tofu und Quinoakekse zu essen, kann sich so heilig fühlen wie jemand, der sein ganzes Leben der Unterstützung der Obdachlosen widmet«, wird Bratman zitiert.

Allerdings ist Orthorexia nervosa anders als Magersucht und Bulimie noch keine eigenständige Krankheitsdiagnose, betont Sigrid Borse, die Fachfrau für Essstörungen. Ihr selbst seien keine Personen bekannt, die darunter leiden. In Fachkreisen werde die Orthorexia nervosa derzeit nicht diskutiert. Das Phänomen zu einer eignen Erkrankung zu stilisieren hält sie für unangebracht. Doch sie räumt ein, dass sich aus einer zwanghaften Fixierung auf Karotten und Körner eine Essstörung entwickeln könne. Ihr Fazit: »Zu gesund ist ungesund.«

Gutes Aussehen wichtiger als gut Fußball spielen

In diese Richtung geht auch der Adonis-Komplex, der bei der Bundeszentrale für gesundheitliche Aufklärung schon als eigenständige Essstörung beschrieben wird. Die betroffenen Männer schätzen sich als unansehnlich und schmächtig ein, obwohl sie meist einen sexy trainierten Körper haben, der keine Wünsche offenlässt. Dennoch haben die Herren den zwanghaften Wunsch, den Körper noch knackiger und muskulöser zu formen. Sie verzichten auf dick machende Lebensmittel, nehmen Abführmittel und verwenden manchmal auch leistungssteigernde Medikamente. Soziale Kontakte werden einem strikten Trainingsplan untergeordnet.

Schon Elf- bis Sechzehnjährige sind davon betroffen, ergab eine britische Studie, die von der Psychologin Louise Payne unter 596 Jungen durchgeführt wurde. Sie ergab, dass ein Drittel der Jugendlichen sich wünschen, Gewicht zu verlieren. Mehr als die Hälfte sagte, sie würde lieber besser aussehen, als gut Fußball spielen zu können. Fast jeder Vierte der Jungen meinte zudem, er würde lieber schön als reich sein, und jeder Achte würde für die Optimierung des Aussehens sogar eine Schönheits-OP durchführen lassen. Zur Erinnerung: Es handelt sich hier nicht um alte Schachteln oder alternde Männer, sondern um Kinder und Jugendliche. »Unsere Gesellschaft ist mit Bildern von Leuten, die wir attraktiv finden sollten, übersättigt, und auf heranwachsenden Buben lastet der bedenkliche Druck diesen Idealen zu entsprechen«, sagt Autorin Louisa Payne, die am St. Mary's Hospital in London arbeitet.

Fazit: Jungen und Mädchen sollten sich durch Bilder nicht ins Bockshorn jagen lassen. Doch das ist leichter gesagt als getan. Sigrid Borse empfiehlt Eltern, ihren Kindern von klein auf vielschichtige Anregungen und Möglichkeiten zu bieten, so dass später die Fixierung auf das Äußere und eine makellose Figur in den Hintergrund trete. »Bieten Sie Kindern die Möglichkeit, ein Hobby zu entwickeln und kleine Aufgaben zu übernehmen.« Wer schon als Kind Handball oder Fußball spielt, Flöte oder Gitarre erlernt, in die Gemeinde integriert ist oder sich mit um die Oma kümmert, wird sich zwar als Jugendlicher auch für Lidschatten, Make-up, Konfektionsgröße S und Diäten interessieren. Er oder sie weiß aber, dass es noch mehr Dinge im Leben gibt als Kalorien und Diät – leckeres Essen zum Beispiel. Wer von Kindesbeinen an den genussvollen Umgang mit natürlichen Lebensmitteln und Getränken lernt, wird später nicht so leicht auf Light und Co. hereinfallen. Das Frankfurter Zentrum für Essstörungen geht darum in Schulen und Kindergärten und bietet dort Schmeck- und Kochkurse an. Hier lernen die Jüngsten, wie eine frische Karotte schmeckt und wie die verschiedenen Kräuter riechen. Die Kinder lernen aber auch, Spaß an der Bewegung zu entwickeln und wie sie Stress bewältigen können, wenn es mal Streit mit dem Kumpel gibt. Nämlich, dass dann nicht Schokoriegel und Bonbons die Lösung sind, sondern auf Bäume klettern und toben.

Stress lass nach

Das scheint überhaupt das Hauptproblem beim Dickwerden und Dickbleiben zu sein: Essen aus Stress. »Überernährung wird häufig eingesetzt, um Stressreaktionen abzudämpfen«, weiß der Lübecker Psychologe Ulrich Schweiger. Wer im Job Stress hat, greift zum Schokoriegel. Wer abends nach Hause kommt und bei der Arbeit unter Druck steht, geht zuerst zum Kühlschrank und schaufelt sich einen Sahnepudding rein oder ein Brot mit Remoulade und Ei – ohne darüber nachzudenken, ob er überhaupt Hunger hat. So kann sich ein problematisches Essverhalten entwickeln, das man nicht ohne weiteres wieder los wird.

»Übergewicht entsteht im Gehirn«, sagt Schweigers Kollege Achim Peters, der sich mit der Entstehung von Übergewicht beschäftigt hat. Wer jeder Stresssituation mit dem Griff zur Schokolade begegnet, statt zum Beispiel joggen zu gehen oder sich aktiv zu entspannen, stört die fein ausgeklügelte Appetit- und Sättigungsregulation im Hirn.

Auf Dauer lernt das Gehirn dann etwas Falsches, nämlich, dass das Essen der Königsweg zum Stressabbau ist. Es fordert also Chips und Cola, Pizza und Pasta ein, obwohl der Körper gar keine Energie braucht.

Darum entwickelte Ulrich Schweiger mit seinem Kollegen Achim Peters eine Therapie, mit deren Hilfe das stressbedingte Essen verlernt werden soll. »Es geht dabei nicht ums Abnehmen mit Hilfe einer Diät«, stellt Schweiger klar, Diäten stören die Hunger- und Sättigungsregulation nur. Vielmehr soll das Gehirn mit Hilfe von Schweigers »Train-the-brain«-Methode verlernen, auf Stress mit Hungersignalen und Essen zu reagieren. »Sport ist dabei unverzichtbar«, betont Schweiger. Studien haben gezeigt, dass intensive Bewegung die normale Hunger-Sättigungs-Regulation wiederherstellen kann. Dafür sind allerdings etwa vier Stunden Sport pro Woche nötig. Doch die könnte man sich in drei Einheiten pro Woche einteilen, die sich dann wiederum in den Alltag integrieren lassen sollten.

Für immer satt

Beim Essen wird zu drei Hauptmahlzeiten statt fünf kleinen Portionen geraten. Dies sei nötig, damit echter Hunger entsteht und das Gehirn lernt, echte Hungersignale auszusenden. Die Mahlzeiten sollten möglichst immer zum selben Zeitpunkt eingenommen werden, damit sich ein Essensrhythmus entwickeln kann. Kein leichtes Unterfangen zwar, wenn man berufstätig ist oder auf vier weitere Esser in der Familie Rücksicht nehmen muss, die alle zu unterschiedlichen Zeiten nach Hause kommen. Doch es gibt immer Lösungen. Wer drei Schulkinder verköstigen muss, kann mit dem Kind, das als Erstes nach Hause kommt, essen, und mit den anderen noch einen Kaffee trinken und klönen. Ulrich Schweiger empfiehlt eine natürliche, genussvolle Ernährung mit frischen Lebensmitteln und ohne Kalorienzählerei. Gegessen wird, bis der Bauch satt und zufrieden ist.

Entspannung sei zudem wichtig, um auf Stresssituationen angemessen zu reagieren. Das kann im Falle des Falles ein kurzer Spaziergang sein oder auch autogenes Training, eine einfache Meditationsübung oder Yoga.

Schweiger, der das Programm gerade mit acht Patientinnen testet, weiß, dass der Weg lang ist. Dicke Menschen sehen oftmals keine Notwendigkeit, überhaupt etwas an ihrem Verhalten zu ändern. Der Leidensdruck sei meist nicht groß genug, um freiwillig vier Stunden Sport pro Woche zu treiben oder sich auf drei Mahlzeiten täglich zu beschränken. Darum müssen die Patienten, bevor es losgeht, erst einmal dazu motiviert werden, etwas zu ändern. Das ist nicht (nur) die Aussicht auf die schlanke Linie, sondern die Chance, wieder ohne schlechtes Gewissen mit Genuss zu essen.

Ulrich Schweiger ist es ein Anliegen, zu betonen, dass »es nicht der Weisheit letzter Schluss ist, was wir hier in Lübeck machen«. Doch es ist ein neuer Ansatz, in dem es, anders als bei den üblichen Diäten und Abnehmprogrammen, nicht um Beschränkung geht. Bei »Train the brain« steht nicht das Kalorienzählen im Vordergrund, sondern der Spaß an der Freud, dem Essen mit Appetit.

LEXIKON DER DICKMACHER
VON A BIS Z

Armut. Studien der letzten Jahre lassen, zumindest für moderne Wohlstandgesellschaften, keine Zweifel mehr daran: Armut macht dick. Denn wer chronisch klamm in der Kasse ist, greift beim Einzelhandel und im Fast-Food-Restaurant mehr zu Super-Size-Packungen, um Geld zu sparen. Darüber hinaus schaut er mehr Fernsehen, was nicht nur seinen Bewegungsmangel fördert, sondern ihn auch anfälliger für Lebensmittelwerbung macht.

Aromastoffe. Sollen den Joghurt nach Banane schmecken lassen und den Kindersekt nach Pfirsich. Tatsächlich findet sich oftmals kein Milligramm echtes Aroma darin, sondern lediglich ein von Enzymen oder Schimmelpilzen produzierter Geschmack. Auch »natürliche« Aromen kommen heute meist nicht von der Himbeere, sondern werden im Labor von Bakterien aus Zedernholz synthetisiert. Aromen können den Appetit steigern und somit fett machen.

Bequemlichkeit. Je weniger wir uns anstrengen müssen, um an Essen zu kommen, desto mehr verzehren wir. Darin liegt die besondere Gefahr des »Convenience Food«. Darin liegt aber auch die besondere Gefahr von Mikrowellenherden. Wer zum Aufwärmen eines Menüs nur noch fünf Minuten braucht, wird immer wieder dazu greifen.

Comicfiguren. Sie werden von der Lebensmittelindustrie ganz bewusst eingesetzt, um schon kleine Kinder auf ihre Produkte einzuschwören. Wie etwa Janosch-Figuren für Gutfried-Wurst (Tigerenten-Mortadella), Biene Maja für die Molkerei Bauer (Biene Maja Pudding) oder Marsupilami für den Müslihersteller Kölln und den Säftehersteller Eckes (Buchreihe »Mit Hohes C auf den Spuren der Marsupulamis«).

Convenience Food. Heißt übersetzt »bequemes Essen« und meint Fertigkost im engeren Sinne, also alle Nahrungsmittel, die bei der Zubereitung keinen sonderlichen Aufwand mehr verlangen. Dadurch wird Essen zu jeder Zeit verfügbar, und wenn etwas immer verfügbar ist, wird es auch öfter konsumiert. Zudem nimmt durch Convenience neben dem Tempo beim Zubereiten auch das Tempo beim Verzehr deutlich zu. So ist der Sauerbraten in der Aluschale schon fertig portioniert und braucht nicht mehr abgeschnitten zu werden. Wer jedoch schnell isst, der isst, wie Wissenschaftler nachweisen konnten, auch deutlich mehr.

Diäten. Sie sollen dabei helfen, abzunehmen. Doch egal ob »Atkins-Diät«, »Ananas-Kur«, »Schlank im Schlaf« oder »FdH« (Friss die Hälfte), die meisten Kuren sind zum Scheitern verurteilt. 40 Prozent der Frauen wiegen kurze Zeit nach Abschluss der Diät wieder so viel wie zuvor oder mehr. Bei sehr dicken Menschen ist der Erfolg noch magerer: Von denjenigen, die abgenommen haben, wiegen 85 Prozent nach drei bis vier Jahren wieder genauso viel wie zuvor – oder sogar mehr.

Durchsichtige Plastikfolie. Wenn Essen durchsichtig verpackt ist, verzehren wir mehr davon. Wahrscheinlich deswegen, weil wir es dann für authentischer und naturbelassener halten, was natürlich überhaupt nicht stimmen muss. Wer also schon Convenience Food kauft (woran ja letzten Endes kaum jemand vorbeikommt), sollte undurchsichtige Packungen bevorzugen. Und: Wenn Sie eine Mahlzeit im Kühlschrank lagern, sollten Sie die in Alufolie oder Tupper-Dose verpacken, und nicht in durchsichtiger Plastikfolie – das verführt uns nicht so schnell zum Zugreifen.

Endocrine Disruptors. Sind Störenfriede, die das hormonelle System des gesunden Körpers so verändern, dass die Hunger-und-Sättigungs-Regulation aus dem Takt gebracht wird. Dazu zählen Süßstoffe, Weichmacher und Umweltschadstoffe. 90 Prozent der Belastung stammt aus dem Essen.

Farben. Egal, ob auf der Packung oder beim Produkt selbst – Farben sind ganz entscheidend für den Verkaufserfolg eines Lebensmittels. Waren für Kinder sind oft rot verpackt, weil diese Farbe bei ihnen besonders beliebt ist. Für Süßigkeiten gilt in der Regel: Je bunter und schriller, desto besser. Wichtig ist aber, dass die Farbe den Erwartungen entspricht, die der Kunde hat. Fleischwaren werden daher rot und Käseprodukte gelb gefärbt.

Fast Food. Enthält nicht nur viele Kalorien, sondern wird auch besonders schnell gegessen. Dadurch reicht die Zeit nicht aus, dass sich während des Verzehrs Sättigungssignale einstellen können. Die Folge: Man ist noch hungrig, obwohl man eigentlich mehr als ausreichend gegessen hat.

Fenugreek. Ist nichts anderes als gemeiner Bockshornklee. Er steckt nicht nur in Potenzmitteln, sondern auch in Abnehmpillen. Warum, ist allerdings die Frage. Denn Fenugreek wirkt appetitsteigernd und ist darum bei Hochleistungssportlern, die in der Aufbauphase viele Kalorien zu sich nehmen müssen, ein bekanntes Mittel.

Fernsehen. Zahlreiche Studien belegen, dass gerade Kinder mit hohem Fernsehkonsum zu Übergewicht neigen. Der Grund: Sie bewegen sich weniger, sehen öfter Werbung für kalorienreiche Lebensmittel, und sie naschen oft während des Fernsehens, wobei sie aufgrund der TV-Ablenkung nicht spüren, wenn der Körper ihnen Sättigungssignale sendet.

Fettarm. Zu fast jedem fettreichen Lebensmittel gibt es heute eine fettarme Alternative, egal ob Käse, Milch, Chips oder Wurst. Bei genauerem Hingucken entpuppt sich so manches angebliche Leichtgewicht aber als schwerer Brocken. Chips mit »30 Prozent weniger Fett« haben per 100 Gramm immer noch 26 Gramm Fett in sich.

Fettersatzstoffe. Sie sollen leichten Lebensmitteln einen vollmundigen, fettähnlichen Geschmack verleihen, aber weniger Kalorien liefern als übliches Fett. Dahinter verbergen sich Eiweiße, Kohlenhydrate oder Ballaststoffe, die technologisch so verändert werden, dass sie den Geschmack des noch im Produkt vorhandenen Fettes aufnehmen oder auch im Mund das Gefühl einer vollmundigen, cremigen Masse hinterlassen, indem sie aufquellen. Da Kohlenhydrate und

Eiweiß weniger Kalorien haben als Fett, geht die Rechnung auch auf – so nicht zu viel Zucker drin ist.

Fruktose. Fruchtzucker. Ist ein beliebter Ersatz für den standardmäßig verwendeten Fabrikzucker Saccharose. Steckt oftmals in Lebensmitteln, die als »zuckerfrei« beworben werden. Allerdings zeigen Studien, dass mit Fruchtzucker gesüßte Getränke besonders dick machen. Vermutlich fördert er die Einlagerung von Fett ins Gewebe. Ein Effekt, den man von zuckerfreien Müsliriegeln und Getränken nicht gerade erwartet.

Frustessen. Gerade Frauen neigen dazu, unter emotionalem Stress oralen Trost übers Essen zu suchen. Besonders beliebt sind bei ihnen Schokolade und Kuchen, während frustrierte Männer eher zu Alkohol und Zigaretten greifen. Das besondere Problem des Frustessens: Es macht dick, und das führt wiederum zu Frust – ein verhängnisvoller Kreislauf beginnt …

Functional Food. Essen mit gesundheitlichem Zusatznutzen (der freilich meistens nicht bewiesen ist). Dazu gehören beispielsweise Multivitaminsäfte, probiotische Joghurts und Brot mit ungesättigten Fetten. Der Konsument erwartet von diesen Nahrungsmitteln einen medizinischen Extra-Bonus, weswegen er bei ihrem Verzehr kein schlechtes Gewissen hat, auch wenn sie unter Umständen viele Kalorien und zahlreiche Zusatzstoffe mit Dickmacher-Potenzial enthalten. So manch einer isst Functional Food sogar *zusätzlich* zu seinem sonstigen Speiseplan – und dann wird aus Functional Food endgültig ein Dickmacher-Food.

Geselligkeit. Wenn man in Gesellschaft eines anderen Menschen isst, verzehrt man im Schnitt 35 Prozent mehr, als wenn man es allein tun würde. Bei großen Gelagen mit mehr als sieben Personen können es sogar fast 100 Prozent sein. Dies soll freilich nicht heißen, dass wir ohne unsere Familie frühstücken sollten, denn ein ausgiebiges Frühstück erspart uns und unseren Kindern den Hunger am Vormittag, der dann oft mit einem kalorienreichen Snack beantwortet wird. Aber es ist ein Plädoyer dafür, weniger Geschäftsessen mitzumachen und seltener in der Kantine zu essen. Und wenn, dann sollte man in weiser Voraussicht eher den Gemüseauflauf anstelle der Schweinshaxe wählen.

Gezügeltes Essen. Eigentlich paradox: Gerade Übergewichtige gehören oft zu den gezügelten Diät-Essern, die permanent Kalorien zählen und darauf achten, nicht jeder Verführung nachzugeben. Unglücklicherweise ist jedoch der Ablauf des Essens so konstruiert, dass anfangs meist jene Reize dominieren, die das Genussmotiv ansprechen. Man hat Appetit, lädt sich den Teller voll, schlemmt, und erst wenn der Teller fast leer ist, meldet sich das schlechte Gewissen. Doch da ja nun ohnehin alle guten Absichten ruiniert sind, siegt die »Egal-Stimmung« – und am Ende wird sogar noch ein Dessert vertilgt.

Gimmicks. Auch Give-Aways genannt. Es handelt sich dabei um Non-Food-Artikel, die zusammen mit Lebensmitteln als angeblich kostenlose Beigabe an den Kunden abgegeben werden. In einem gesättigten Markt können sie das ausschlaggebende Argument für den Kauf einer bestimmten

Marke sein. Sie zielen vor allem auf Kinder. So gab es bei McDonald's zu den Menüs schon Gameboys, Kunststoffdinosaurier und Spielkarten für Monopoly. Die fleißigsten Gimmicks-Anbieter sind aber Cerealienhersteller wie Kellogg's. Wenn Kinder hier die Kartons mit den Frosties, Chocos oder Smacks aufmachen, suchen sie als Erstes nach den Gimmicks – und sie essen die Packungen schnell leer, um möglichst zügig an das nächste Gimmick zu kommen …

Glutamat. Ist einer der am häufigsten eingesetzten Geschmacksverstärker in Lebensmitteln. Die eiweißhaltige Substanz soll dort einen Geschmack vortäuschen, wo mit Rohstoffen gegeizt wird, also in Tütensuppen mit Rindfleischnote, Chips, Tortellini aus der Frischebox oder Gemüsebrühe aus dem Glas. Glutamat kann den Appetit anregen und somit zum Vielessen verführen. Vermutlich wirkt er direkt auf das Hunger- und Sättigungszentrum im Gehirn und setzt es schachmatt.

Große Teller. 200 Gramm Gulasch auf einem Teller mit 20 Zentimetern Durchmesser wirken wie eine sättigende Portion. Auf einem Teller von 30 Zentimetern wirken sie hingegen wie ein Schnellimbiss – und dementsprechend neigen wir dann dazu, uns einen Nachschlag zu genehmigen. Schaffen Sie also Ihre großen Teller ab, und in Restaurants mit großen Tellern sollten Sie am besten auch nicht gehen.

Hefeextrakt. Weil Glutamat und Co. ein schlechtes Image haben, steckt in Tütensuppen und brühen zunehmend Hefeextrakt. Das Bewerben auf der Verpackung mit dem

Hinweis »Ohne den Zusatzstoff Glutamat« ist jedoch irreführend. Denn Hefeextrakt besteht hauptsächlich aus der natürlichen Eiweißsubstanz Glutamat. Dick kann man also auch mit Hefeextrakt werden.

Image. Der Mensch ist, was er isst. Mit seinem Speisezettel präsentiert er auch sich selbst und seine Lebenseinstellung. Fast-Food-Anbieter sprechen ganz gezielt das Lebensgefühl von Kindern, Jugendlichen und Familien an. Die Hersteller von Diätmargarinen haben vor allem junge berufstätige Frauen im Visier, und die Werbung für Grillwürste zielt auf Männer – weil die meistens als »Meister des Fleisches« bei Sommerpartys am Grill stehen.

Insulin. Ist ein Hormon, das in der Bauchspeicheldrüse gebildet wird und unter anderem für den Abtransport von Zucker aus dem Blut zuständig ist. Süßigkeiten fördern die Ausschüttung von Insulin, das den Blutzuckerspiegel sinken lässt, wodurch ein Gefühl von Heißhunger entsteht. Insulin ist auch an der Sättigungsregulation beteiligt. Nach jeder Mahlzeit steigt der Insulinpegel im Blut und auch im Gehirn an. Dadurch wird dem Körper signalisiert, dass genügend Nahrung da und Schluss mit dem Essen ist. Bei Übergewichtigen scheint es im Gehirn eine Insulinresistenz zu geben, wie aktuelle Studien zeigen. Das heißt, die Botschaft »ich bin satt« bleibt aus, weil bei ihnen das Sattsignal nicht mehr an den Blutzuckerpegel gekoppelt ist, und es wird folglich mehr gegessen, als nötig ist. Die Insulinresistenz ist allerdings erworben. Durch Abnehmen kann sich die Appetitregulation wieder einpendeln.

Jo-Jo. Häufiges Gewichts-Auf-und-Ab macht auf Dauer dick und dicker. Wird dem Körper Nahrung vorenthalten, arbeitet er erst einmal auf Sparflamme, weil er sich in Hungerzeiten auf ein Minimum an Energie beschränkt. Wird dann wieder normal gegessen, nutzt er das Essen besonders gut. Überschüssige Kalorien werden dann als Fett eingelagert, was die Speckpolster wachsen lässt. Umso mehr, je öfter Diät gehalten wird.

Kinderlebensmittel. Kinder brauchen eigentlich keine speziellen Nahrungsmittel, aber speziell im Bereich der Milchprodukte gibt es kaum noch eine Firma, die nicht ein spezielles Kinderprodukt entworfen hätte. 2004 überprüfte die Stiftung Warentest 40 Kinderlebensmittel auf ihre Kindertauglichkeit. Das Resümee: »Oft stecken sie voller Zucker und Fett.« Lediglich fünf der getesteten Produkte stellten sich als kindertauglich heraus. Kinderlebensmittel sind also rausgeschmissenes Geld. Ein Tag mit selbstgemachtem Kinderessen bringt 1550 Kilokalorien, ein Tag mit den gleichen Mahlzeiten in Form von Fertigprodukten 1864 Kilokalorien, also über 300 Kilokalorien mehr.

Koffein. Regt uns bekanntermaßen an, bekämpft die Müdigkeit. Dadurch wollen wir es immer wieder haben, speziell dann, wenn wir geistig gefordert sind. Der Haken daran: Die meisten koffeinhaltigen Getränke und Speisen enthalten sehr viel Einfachzucker und dadurch sehr viel Kalorien. Oder aber, sie werden, wie das speziell beim Kaffee der Fall ist, gleichzeitig mit süßen Naschereien verzehrt.

Light-Produkte. Sind kalorienarme, fett- und zuckerreduzierte Lebensmittel, die meist weniger Kalorien in sich haben als das vergleichbare Original. Man nimmt damit trotzdem nicht ab, wie Studien zeigen. Denn der Körper kompensiert das Energieminus, indem er über den Tag mehr Nahrung einfordert.

Marken. Kindern schmecken Pommes deutlich besser, wenn man sie ihnen aus McDonald's-Tüten serviert. Werden dieselben Pommes hingegen in neutralen Tüten verpackt, essen Kinder deutlich weniger davon. Wer bei seinen Kindern frühzeitig Übergewicht verhindern will, sollte dafür sorgen, dass sie niemals eine solche Markenbindung aufbauen. Das bedeutet freilich, dass man sich selbst keiner Lebensmittel- oder Restaurantmarke verbunden fühlen sollte – denn Kinder lernen durch das Vorbild ihrer Eltern.

Namen. Jedes Produkt lässt sich besser verkaufen, wenn es einen Namen hat, der dem Kunden gefällt. Dies gilt auch in der Lebensmittelbranche. Deswegen werden die Kutteln als »Trippa alla romana« und der Tintenfisch als »Calamares« bezeichnet, deswegen wurde »Raider« vor einigen Jahren in »Twix« umgetauft. Manchmal lohnt es sich, den Begriff einer Speise einfach ins Deutsche zu übersetzen, um dadurch möglicherweise Geld und Kalorien zu sparen. Denn wie attraktiv ist Kaviar noch, wenn man ihn als »Fischeier« bezeichnet? Und wie appetitlich klingen »Nudeln mit Hackfleisch und Tomatenmark« anstelle von Spaghetti bolognese?

Niedrige Gläser. Unser Gehirn neigt dazu, sich stärker auf die Höhe als auf die Breite von Objekten zu konzentrieren. Deshalb registrieren wir Getränkemengen weniger aufmerksam, wenn wir aus niedrigen Gläsern trinken. In einer amerikanischen Studie tranken Teenager, denen man Softdrinks in niedrigen, breiten Gläsern servierte, um durchschnittlich 72 Prozent mehr als jene, die aus schmalen, hohen Gläsern tranken. Nehmen Sie also vorzugsweise hohe und schmale Trinkbehälter in ihr Geschirrsortiment!

Plastikwelt. Sie spielt vermutlich eine wichtige Rolle beim Übergewicht. Eingeschweißter Käse, Karotten aus dem Plastikbeutel oder Bier und Babygläschen mit Deckeln aus Alu, die mit weichmacherhaltigen Kunststoffen beschichtet sind – vieles, was wir heute essen, wird in Plastikfolie verpackt. Doch in den Verpackungen schlummern Weichmacher, die als sogenannte → Endocrine Disrupters das Hunger- und Sättigungszentrum so irritieren, dass die Appetitregulation aus dem Takt gerät. Mit der Folge, dass mehr gegessen wird, als nötig ist.

Portionsgröße. Je größer die Portion einer Speise oder eines Getränks, umso mehr verzehren wir davon. Wer also Übergewicht vermeiden will, sollte aus kleinen Tellern und Schüsseln mit kleinen Löffeln essen und beim Einkauf oder Essen im Restaurant auf Mengenrabatte und Super-Size-Angebote verzichten.

Quengelfaktor. Beim Einkauf im Supermarkt verstehen sich viele Kinder meisterhaft darauf, ihre Eltern so lange zu nerven, bis die am Ende doch die Fischstäbchen, Fertigpizza oder andere Kinderlieblingsspeisen im Korb deponieren. Mögliche Lösung aus diesem Dilemma: Schon vor dem Einkauf klar festlegen, wobei die Kinder mitbestimmen können oder nicht. Vielleicht kann man ihnen ja den ausgehandelten Kompromiss durch eine kleine Belohnung (am besten in kalorienfreier Form) schmackhaft machen.

Quengelzone. Bezeichnet den Bereich unmittelbar vor der Kasse eines Supermarktes. Diese relativ kleine Fläche (circa 1,5 Prozent des Marktes) trägt mit etwa 5 Prozent zum Gesamtumsatz bei, und diese Erträge werden hauptsächlich durch Tabak- und Süßwaren realisiert. Die letztgenannten Produkte zielen natürlich hauptsächlich auf Kinder, die ihre Eltern durch Gequengel zum Einkauf der Leckereien überreden – oder sich selbst bedienen, denn die Produkte liegen natürlich genau auf Kindergriffhöhe.

Salz. Macht durstig und verlangt nach geschmacklichen Gegenempfindungen in Gestalt von Süßem. Kinder mit hohem Salzkonsum konsumieren daher überdurchschnittlich viele Softdrinks.

Süßes. Wie wichtig Süßes für den Menschen ist, zeigt allein schon die Tatsache, dass selbst in den Tiefen des Darmes noch Sinneszellen zum Wahrnehmen dieser Geschmacksrichtung liegen. Weltweit verarbeitet die Lebensmittelindustrie jährlich über 100 Millionen Tonnen Zucker und mehrere tausend Tonnen Süßstoff, um uns mit süßem Geschmack an ihre Produkte zu ketten.

Süßstoffe. Sie haben anders als Zucker keine oder kaum Kalorien und stecken darum in Light-Produkten, zahnfreundlichen Süßigkeiten für Kinder, und sie sind auch als Tablette, Flüssigsüße und Pulver erhältlich. Dass man damit auch ohne Kalorien dick werden kann, wird seit langem diskutiert. Studien zeigen, dass sich der Körper nicht betrügen lässt: Eingesparte Kalorien werden über den Tag durch Mehressen kompensiert. Das wird aktuell damit erklärt, dass das Gehirn, nachdem es die süße Botschaft erhalten hat, auf die energiereiche Mahlzeit wartet. Doch weil sie bei Süßstoff unterbleibt, ordert das Gehirn nach. Schließlich will es versorgt sein: Zucker ist für die oberste Schaltstelle lebensnotwendig.

Symbolik. Nahrungsmittel symbolisieren bestimmte Inhalte, die uns dazu verführen, diese Nahrungsmittel immer wieder zu verzehren. Dies sieht man eindrucksvoll am Beispiel des Fleisches, das gerade für Männer immer noch Kraft und Durchsetzungsvermögen verkörpert. Tatsache ist, dass man sich Proteine für den Muskelaufbau auch ohne Fleisch verschaffen kann, beispielsweise durch Fisch, Käse und Eierspeisen. Und eine weitere Tatsache ist, dass die heutigen Büromänner kaum noch Muskeln und daher auch nicht mehr so viel Fleisch brauchen wie zu Zeiten, als sie noch als Jäger, Bauer oder Sammler aktiv waren.

Testimonial. Eine Figur des öffentlichen Lebens, die ihren Bekanntheitsgrad zur Werbung für ein bestimmtes Produkt einsetzt. In der Lebensmittelbranche werden die Promis vor allem dazu verwendet, um Kinder als Kunden für Süßwaren, Softdrinks und Fast Food zu gewinnen. Beispiele: Thomas Gottschalk für Haribo, Britney Spears für Pepsi-Cola sowie Kai Pflaume und Heidi Klum für McDonald's.

Transfette. Stecken in Burgern, Pommes, Margarine, Salatsaucen und Keksen. Sie entstehen, wenn flüssige Fette fest werden, etwa bei der Margarinehärtung. Transfettsäuren machen dick. Versuche zeigen, dass Tiere, denen man Transfette im Essen serviert, in sechs Jahren etwa 5 Prozent mehr an Gewicht zulegen als Tiere, die ausschließlich Mahlzeiten mit gesundem Olivenöl erhalten. Und das bei jeweils gleicher Kalorienzahl im Futternapf.

Unbewusster Spielraum. Wir nehmen in der Regel nicht bewusst wahr, ob wir 2000 oder 2100 Kilokalorien am Tag gegessen haben. Dadurch können sich einerseits im Laufe der Jahre – schleichend – viele überflüssige Kalorien ansammeln. Andererseits gibt uns der unbewusste Spielraum auch die Chance, unsere Speisen sparsamer zu portionieren, ohne dass es uns etwas ausmacht. Besser, wir reduzieren die Menge unserer Lieblingsspeisen ein wenig, als sie komplett – und schmerzhaft spürbar – von unserem Speiseplan zu streichen.

Weichmacher. Klingen schnuckelig weich und kuschelig. Sind sie aber nicht. Sie sind Bestandteil von allen weichen, geschmeidigen Kunststoffen, seien es Flipflop-Sandalen, Fußbodenbeläge, Babyplanschbecken oder eben Verpackungen von Lebensmitteln. Aus der Tüte gehen sie direkt ins Essen über und von dort in den Magen. US-Studien zeigen, dass Männer mit dem höchsten Pegel an Phthalaten (bestimmten

Weichmachern) im Urin um den Bauch herum am dicksten und moppeligsten sind und auch eine sogenante Insulinresistenz aufweisen (siehe Stichwort Insulin).

Werbejingles. Kurze, eingängige Melodien mit einprägsamem Text, die großen und kleinen Konsumenten eine bestimmte Marke einhämmern sollen. Der bekannteste Werbe-Jingle der Lebensmittelbranche ist vermutlich »Haribo macht Kinder froh, und Erwachsene ebenso«.

Werbeslogan. Kurze und einprägsame Testpassage, die großen und kleinen Konsumenten eine bestimmte Marke einhämmern sollen. Der bekannteste Werbe-Slogan der Lebensmittelbranche ist vermutlich »Alles Müller, oder was?«.

Werbung. In Deutschland werden Lebensmittel in erster Linie über das Fernsehen beworben, weil man dadurch besonders junge Zielgruppen ansprechen kann. Ein Kind, das am Samstag einen Privatsender guckt, wird mit bis zu 20 Lebensmittelwerbungen pro Stunde berieselt. Die Clips handeln meistens von Süßwaren.

Zuckeraustauschstoffe. Sie sind eigentlich für Diabetiker gedacht, die keinen normalen Zucker essen dürfen, stecken aber auch in zahlreichen Süßigkeiten für Kinder, die als »zuckerfrei« beworben werden. »Zuckerfrei« bedeutet aber nicht kalorienfrei, denn die alternativen Süßen Xylit, Mannit, Lactit, Fructose, Sorbit, Maltit, Isomalt und Lactit haben genauso viele Kalorien wie Zucker. Oftmals schmücken sich damit gesüßte Lebensmittel auch mit dem Zusatzwörtchen »Diät«. Zum Abnehmen eignen sie sich dadurch aber nicht. Denn sie enthalten oftmals 10 Prozent mehr Fett und bis zu 66 Prozent mehr Kalorien als herkömmliche »normale« Produkte, fand die Verbraucherzentrale Hamburg heraus.

Zuckerfrei. Dieser Hinweis findet sich immer öfters auf Lebensmitteln, die normalerweise quietschsüß sind: Softdrinks, Müsliriegel oder Erdbeerjoghurt. Tatsächlich aber steckt darin oftmals trotzdem Zucker. Meist wird stattdessen Fruktose ins Fertigprodukt gerührt. Fruchtzucker aber lässt nicht nur Versuchstiere dick und gefräßig werden, sondern auch Kinder, die damit gesüßte Softdrinks zu sich nehmen. Zucker verbirgt sich zudem hinter den Bezeichnungen Traubenzucker, Glukose, Dextrose und Saccharose. Allesamt Zuckerarten, die ebenfalls die Zähne kaputtmachen und den Bauch wachsen lassen, wenn zu viel davon genascht wird.

Zusatzstoffe. Sind heute eine selbstverständliche Zutat in Lebensmitteln aus Tüten, Dosen und Kartons. Nicht wenige der rund 315 in der EU zugelassenen Zusätze fördern Völlerei und Übergewicht. Aromastoffe verführen zum Mehressen, Glutamat bringt die Appetitregulation aus dem Takt, Süßstoffe verwirren das Hirn, so dass es »Hunger« meldet, wo »satt« zutreffend wäre. Aber auch Stoffe wie Verdickungsmittel und Emulgatoren, die das Essen cremig und weich machen, sorgen dafür, dass mehr gegessen wird, als der Magen braucht. Weil sie schön soft auf der Zunge zergehen.

WEITERFÜHRENDE LITERATUR

ANGRES, VOLKER/HUTTER, CLAUS-PETER/RIBBE, LUTZ: *Futter fürs Volk. Was die Lebensmittelindustrie uns auftischt,* Knaur, München 2002

BEYREUTHER, KONRAD/BIESALKSI, HANS KONRAD/STEHLE, PETER: »Consensus meeting: monosodium glutamate – an update«, in: European Journal of Clinical Nutrition 61, 304–313, 2008

BROWNELL, KELLY/HORGEN, KATHERINE: *Food Fight. The Inside Story of the Food Industry,* McGraw-Hill, New York 2004

BUNDESINSTITUT FÜR Risikobewertung: »Übergang von Phthalaten aus Twist-off-Deckeln in Lebensmittel«. Gesundheitliche Bewertung Nr. 042/2005 vom 11. Oktober 2005

BUNDESINSTITUT FÜR RISIKOBEWERTUNG: »Ausgewählte Fragen zu Bisphenol A in Babgläschen«. Aktualisierte FAQ vom 29. Januar 2007

CLINE, SALLY: *Just Desserts. Women & Food,* Andre Deutsch, London, 1990

DEUTSCHE GESELLSCHAFT FÜR ERNÄHRUNG: »Substanzen zur Gewichtsreduktion«, in: *DGEInfo* 01/2008

DEVILLE, NANCY: *Death by Supermarket,* Barricade Books, Fort Lee, 2007

GORIS, EVA: *Unser kläglich Brot. Gute Ernährung kommt nicht aus der Tüte,* Droemer, München 2007

GRIMM, HANS-ULRICH/SABERSKY, ANNETTE: *Die Wahrheit über Käpt'n Iglo und die Fruchtzwerge. Was die Industrie unseren Kindern auftischt,* Knaur, München 2006

GRIMM, HANS-ULRICH: *Die Kalorienlüge,* Dr. Watson Books, Stuttgart Bad-Cannstadt 2008

HELMERT, UWE/SCHORB, FRIEDRICH: »Übergewicht und Adipositas: Fakten zur neuen deutschen Präventions-Debatte«, in: *Health policy monitor,* Sonderausgabe 2007

HERMANUSSEN, MICHAEL/GONDER, ULRIKE: *Der Gefräßigmacher. Wie uns Glutamat zu Kopfe steigt und warum wir immer dicker werden,* Hirtzel, Stuttgart 2008

KARMASIN, HELENE: *Die geheime Botschaft unserer Speisen. Was Essen über uns aussagt,* Kunstmann, München 2000

KESSNER, LARISSA/MASCHOWSKI, GESA: »Aromastoffe in Lebensmitteln: Informationsbedarf und Informationslücken«, in: *Ernährung im Fokus 6* – 09/2006

LENOIR, MAGALIE/SERRE, FUSCHIA/CANTIN, LAURIANE/AHMED, SERGE: »Intense sweetness surpasses cocaine reward«, in: *PLoS one,* August 2007

MANTON, CATHERINE: *Fed Up. Women and Food in America,* Bergin & Garvey, Westport/London 1999

NESTLE, MARION: Food Politics. How the Food Industry Influences Nutrition and Health, University of California Press, Berkeley, 2007

ÖKO-TEST-MAGAZIN: »*KOMPAKT Diät*«, Öko-Test-Verlag, Frankfurt a. M., März 2008

ORBACH, SUSIE: *Fat is a Feminist Issue,* Arrow Books, Sydney, 1998

PACYNA, MANON: *Marketing für Kinderlebensmittel,* VDM Verlag Dr. Müller, Saarbrücken 2007

PETERS, ACHIM: »Ist Übergewicht eine Krankheit des Gehirns?«, in: *Deutsche Medizinische Wochenschrift* 2007, 132, Nr. 19

PETERS, ACHIM: »Gehirn und metabolisches Syndrom«, in: *Der Diabetologe* 03/2008

ROBERT KOCH-INSTITUT: »Übergewicht und Adipositas in Deutschland«. *Epidemiologisches Bulletin,* 4. Mai 2007/Nr. 18

SABERSKY, ANNETTE: *Diät! 99 verblüffende Tatsachen. Fakten statt Mythen. Das Diät-Drama und seine Akteure durchschauen,* Trias, Stuttgart 2008

SABERSKY, ANNETTE: Functional Food. 99 verblüffende Tatsachen. Lebensmittel oder Arznei? Was bringen zugesetzte Vitamine, Pflanzenstoffe, Fettsäuren & Co. wirklich? Das Geschäft mit den Gesundheitsversprechen durchschauen, Trias, Stuttgart, 2008

SABERSKY, ANNETTE/ZITTLAU, JÖRG: *Die großen Ernährungslügen. Essen mit Nebenwirkungen,* Knaur, München, 2007

SCHORB, FRITZ/SCHMIDT-SEMISCH, HENNING: *Kreuzzug gegen Fette. Sozialwissenschaftliche Aspekte des gesellschaftlichen Umgangs mit Übergewicht und Adipositas,* VS-Verlag, Wiesbaden 2007

SCHWARTAU, SILKE/VALET, ARMIN: *Vorsicht, Supermarkt! Wie wir verführt und betrogen werden,* rororo, Reinbek 2007

SILVERSTEIN, BRETT: Fed Up! The Food Forces that Make You Fat, Sick and Poor, South End Press, Boston 1984

SIMONTACCHI, CAROL: The Crazy Makers. How the Food Industry Is Destroying Our Brains and Harming Our Children, Jeremy P. Tarcher, New York 2007

STIFTUNG WARENTEST: »Schlankheitsmittel. Böser Cocktail«, *Test* 04/2007

SWITHERS, SUSAN/DAVIDSON, TERRY: »A role for sweet taste: Calorie predictive relations in energy regulation by rats«, in: *Behavioral Neuroscience* 2008, Vol. 122, No. 1

THIMM, UTZ/WELLMANN, Karl-Heinz (Hrsg.): *Essen ist menschlich,* Suhrkamp, Frankfurt a. M. 2003

TIMMER, ANTJE: »Rimonabant bei Adipositas«, Das Deutsche Cochrane Zentrum, 11/2006

TYL, ROCHELLE, et al: »Two-generation reproductive toxicity study of dietary Bisphenol A (BPA) in CD-1 (Swiss) mice«, in: *Toxicology Sciences* 104, 362–384, 2008

VERBRAUCHERZENTRALE NORDRHEIN-WESTFALEN: *Gewicht im Griff. Ein Ernährungsprogramm für Ihre Gesundheit,* Düsseldorf 2007

WANSINK, BRIAN: *Essen ohne Sinn und Verstand. Wie die Lebensmittelindustrie uns manipuliert,* Campus, Frankfurt a. M./ New York 2008

ZITTLAU, JÖRG: *Frauen essen anders, Männer auch. Fakten und Hintergründe zum Speiseplan der Geschlechter,* Eichborn, Frankfurt a. M. 2002

REGISTER